现代临床专科护理精要

主编 顾宇丹 等

河南大学出版社
·郑州·

图书在版编目（CIP）数据

现代临床专科护理精要 / 顾宇丹等主编. -- 郑州：河南大学出版社, 2021.12

ISBN 978-7-5649-4927-3

Ⅰ. ①现… Ⅱ. ①顾… Ⅲ. ①护理学 Ⅳ. ① R47

中国版本图书馆 CIP 数据核字 (2021) 第 257794 号

责任编辑：阮林要
责任校对：孙增科
封面设计：陈盛杰

出版发行：	河南大学出版社
地址：	郑州市郑东新区商务外环中华大厦 2401 号
邮编：	450046
电话：	0371-86059750（高等教育与职业教育出版分社）
	0371-86059701（营销部）
网址：	hupress.henu.edu.cn
印　刷：	广东虎彩云印刷有限公司
版　次：	2021 年 12 月第 1 版
印　次：	2021 年 12 月第 1 次印刷
开　本：	880 mm × 1230 mm　1/16
印　张：	9.5
字　数：	308 千字
定　价：	56.00 元

（本书如有质量问题，请与河南大学出版社营销部联系调换。）

编委会

主　编
顾宇丹	南通大学附属医院
洪晓丹	深圳市龙岗中心医院（深圳市第九人民医院）
费雅雅	南通大学附属医院
林玉琴	广东医科大学附属医院
谭秋贞	香港大学深圳医院
高倩倩	河南省中医院（河南中医药大学第二附属医院）
王　琼	长治医学院附属和济医院
徐明慧	河南中医药大学第一附属医院

副主编
李　萍	扬州大学附属医院
李亚萍	长治医学院附属和济医院
龚　蕾	十堰市太和医院（湖北医药学院附属医院）
陈林艳	广东医科大学附属医院
叶四满	安徽医科大学第一附属医院
谢海燕	郑州市第七人民医院
丁晓红	安徽医科大学第一附属医院
郭海英	资阳市第一人民医院
董　婵	郑州大学第三附属医院
胡玉守	郑州大学第二附属医院

编　委
陈　丹	北京大学深圳医院
陈惠瑶	佛山市第一人民医院
陆　奔	东莞市人民医院

主编简介

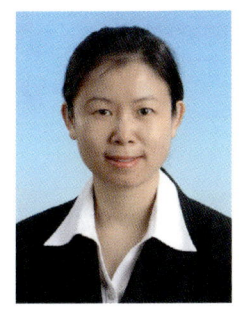

顾宇丹

顾宇丹，女，1979年4月出生，籍贯：江苏省启东市。毕业于南京医科大学，护理学本科，医学学士。现工作于南通大学附属医院神经外科，副主任护师，护士长，南通大学讲师，江苏省神经外科护理专科护士，国际血管联盟中国分部护理专业委员会委员，江苏省护理学会九届理事会神经外科护理专业委员会委员。从事神经外科护理工作20余年、护理管理10余年。近五年来以第一作者发表核心期刊论文6篇，以通讯作者发表核心期刊论文3篇；主持市级课题2项，参研市级课题2项，指导院级课题2项；主编著作1部，参编著作1部。

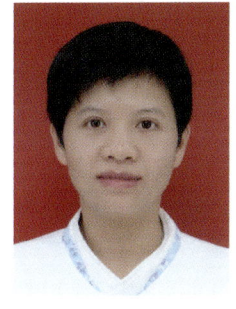

洪晓丹

洪晓丹，女，1977年4月出生，籍贯：广东省深圳市，汉族。1997年7月毕业于广州中山医科大学附属卫生学校，现工作于深圳市龙岗中心医院，护理专业（主要研究方向：静脉治疗专业），副主任护师，输液室护士长，静脉输液治疗专科小组组长，深圳市护理学会静脉输液治疗专业委员会委员，广东省静脉输液治疗专科护士。从事静脉治疗工作20年，具有相当丰富的理论和实践经验，尤其是B超引导性的PICC置管技术，成功率达到100%。曾经发表论文篇数10篇：论文题目（静脉治疗小组对医院不同层次护士静脉输液规范的作用及效果观察、失效模式与效应分析在降低门诊输液室患者投诉管理中的应用、品管圈活动在降低护士静脉输液环境节核对差错中的应用等），参与区级科研1项。

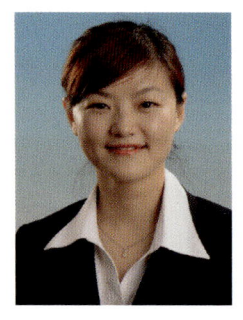

费雅雅

费雅雅，女，1984年8月出生，籍贯：江苏省启东市。毕业于南通大学，护理学本科，学士。南通大学附属医院，主管护师，江苏省神经外科专科护士，从事神经外科护理15余年，担任临床护理带教工作多年，近五年来以第一作者发表论文5篇，主持院级课题1项，参研市级课题1项，参研院级课题2项，获得实用新型专利2项。

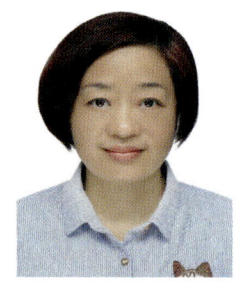

林玉琴

林玉琴，女，1969年3月出生，籍贯：广东省廉江市，汉族。1987年7月毕业于广东省湛江市广东医科大学护理学院，2003年7月取得夜大毕业证书。现工作于广东医科大学附属医院，主管护师，护理学讲师，主要研究方向：外科护理、护理管理，具有相当丰富的理论与实践经验。曾担任广东省胸部疾病胸外科护理专业委员会常委，现任湛江市护理学会外科护理专业委员会委员，广东省消化道肿瘤护理学术组组员。主持院内课题两项，发表论文4篇，在《50项护理技术操作流程》和《护理技术操作流程图解》两部书中担任编委。

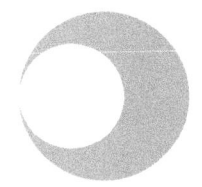

前　言

随着社会的进步和医学的发展，护理教育水平也在不断提高，护理研究广泛开展，护理实践的复杂性增加，护理知识体系的完善和扩展，推动护理学成为一门研究如何诊断和处理人类对存在的或潜在的健康问题反应的科学。人们对医护服务的要求也不断提升，对护理学科的发展而言，正是机遇与挑战并存的时刻。护理学的相关理论基础以及更多人性化的护理方法技术层出不穷。为了更好地提高临床医护人员的护理水平，我们特组织编写了此书。

本书涉及临床各系统常见疾病的护理，包括静脉治疗专科护理、危重症护理、呼吸内科疾病护理、心内科疾病护理、神经内科疾病护理、甲状腺疾病护理、胸外科护理、胃肠外科疾病护理、血液透析护理、生殖科护理以及人文关怀。针对每个涉及的疾病都进行了详细叙述，包括疾病的介绍、护理评估、护理要点、护理措施、注意事项以及对患者的健康教育等，内容丰富，重点强调临床实用价值。

为了进一步提高临床护理人员的护理水平，本编委会人员在多年临床护理经验基础上，参考诸多书籍资料，认真编写了此书，望谨以此书为广大医护人员提供微薄帮助。

护理理论和技术仍在不断发展更新中，书中难免会存在不足之处，望广大读者批评指正。

编　者
2021 年 12 月

目　录

第一章　常见症状护理 001
 第一节　发热 001
 第二节　咳嗽与咳痰 002
 第三节　呼吸困难 002
 第四节　发绀 003

第二章　静脉治疗专科护理 004
 第一节　PICC 护理 004
 第二节　门诊输液治疗 027
 第三节　外周静脉输液治疗并发症 031

第三章　危重症护理 041
 第一节　休克的护理 041
 第二节　昏迷的护理 045

第四章　呼吸内科疾病护理 049
 第一节　支气管哮喘 049
 第二节　重症哮喘 051
 第三节　急性呼吸窘迫综合征 058

第五章　心内科疾病护理 064
 第一节　冠心病的护理 064
 第二节　高血压的护理 078

第六章　神经内科疾病护理 087
 第一节　多发性硬化的护理 087
 第二节　视神经脊髓炎的护理 091
 第三节　急性播散性脑脊髓炎的护理 094

第七章　甲状腺疾病护理 098
 第一节　甲状腺功能亢进症 098
 第二节　甲状腺功能减退症 100

第八章　胸外科护理 103
 第一节　肋骨骨折的护理 103
 第二节　气胸的护理 104

第三节	血胸的护理	106
第四节	食管平滑肌瘤的护理	108

第九章 胃肠外科疾病护理 … 111
- 第一节 腹外疝的护理 … 111
- 第二节 胃、十二指肠溃疡外科治疗的护理 … 116
- 第三节 胃癌的护理 … 121

第十章 血液透析护理 … 125
- 第一节 血液透析常规护理 … 125
- 第二节 血管通路的建立及护理 … 127
- 第三节 血液透析抗凝血技术及护理 … 132
- 第四节 血液透析治疗的观察及处理 … 134

第十一章 生殖科护理 … 139
- 第一节 外阴部炎症的护理 … 139
- 第二节 阴道炎症的护理 … 140
- 第三节 慢性子宫颈炎的护理 … 141
- 第四节 盆腔炎的护理 … 141
- 第五节 性传播疾病的护理 … 142

第十二章 人文关怀 … 144
- 第一节 护理人文关怀的概念 … 144
- 第二节 人文关怀在护理中的重要性 … 145
- 第三节 护理人文关怀模式概述 … 147

参考文献 … 148

第一章 常见症状护理

第一节 发热

一、概述

机体在致热源作用下或由不同原因导致体温调节中枢功能障碍,体温升高超过正常范围,称为发热。它是机体对致病因子的一种全身性防御反应。在正常情况下,一般成年人清晨安静状态下,口腔温度 36.3～37.2℃,腋窝温度 36.0～37.0℃,直肠内温度 36.5～37.7℃。在 24 h 内下午体温较早晨高,一日内体温波动不超过 1℃。临床上将发热分为低热、中等热、高热和超高热四种。常见的热型有稽留热、弛张热、间歇热和不规则热。

二、护理常规

（1）保持环境安静、空气流通,注意保暖,勿使患者着凉;高热者卧床休息,低热者可酌情减少活动,适当休息;有谵妄、意识障碍时应加床档,注意安全。

（2）监测体温并记录,一般每日测量体温 4～6 次,高热时每 4 h 测量体温 1 次,直到体温恢复正常,3 日后改为每日 1 次;注意观察热型、发热的程度及经过,出现异常及时通知医师。

（3）观察在发热时有无寒战、淋巴结肿大、出血、单纯疱疹、关节肿痛、肝脾大或意识障碍等伴随症状;观察患者末梢循环情况,高热且四肢末梢厥冷、发绀等提示病情加重。

（4）加强监测,并准确记录出入量,了解血常规、血清电解质等变化;在患者大量出汗、食欲不佳及呕吐时,应密切观察有无脱水现象。

（5）体温超过 38.5℃,给予物理降温或遵医嘱给药,30 min 后复测体温,并记录在体温单上;药物降温时严密观察药物作用、不良反应,交代注意事项。

（6）给予高维生素、高热量、营养丰富易消化的流食或半流食,鼓励患者多饮水。

（7）每日酌情口腔护理 2～3 次,进食前后漱口;注意皮肤清洁卫生,出汗多者及时更换衣物及床单,保持干燥;长期持续发热患者应经常改变体位,防止坠积性肺炎或压疮等并发症发生。

（8）注意患者心理变化,及时疏导,使患者保持心情愉快,处于接受治疗护理的最佳状态。

三、健康指导

（1）鼓励患者选择高碳水化合物、高蛋白低脂肪的饮食,多饮水。

（2）鼓励患者穿着宽松、棉质、通风的衣服以利于排汗。

（3）忌吸烟,保持口腔卫生。

（4）指导患者了解发热的危险性,以及预防与处理方法。

（5）勿滥用退热药及消炎药。

（6）加强锻炼，提高机体抗病能力。日常生活中尽量减少接触感染源。

第二节　咳嗽与咳痰

一、概述

咳嗽是一种保护性反射性防御动作，借助咳嗽动作可将呼吸道内的异物和分泌物排出体外。咳痰是凭借支气管上皮的纤毛运动、支气管肌肉的收缩与咳嗽时的气流冲动，将呼吸道内分泌物及其所含的细菌、灰尘粒等物从口腔排出的动作。长期频繁的咳嗽可影响工作和休息，并使胸腔内压力增高，减少静脉回流。剧烈刺激性咳嗽可导致呼吸道出血，甚至诱发自发性气胸等。

二、护理常规

（1）提供整洁、舒适的环境，温湿度适宜，避免灰尘和烟雾刺激，减少不良刺激。

（2）保持舒适体位，避免诱因，注意保暖和休息。

（3）加强观察咳嗽的性质、出现时间，注意有无发热、胸痛、呼吸困难、烦躁不安等伴随症状。

（4）对于慢性咳嗽者，给予高蛋白、高维生素、高热量饮食，嘱患者多饮水。

（5）促进有效排痰，包括深呼吸和有效咳嗽、湿化、雾化疗法、胸背部叩击、胸壁震荡、体位引流以及机械吸痰等。

（6）咳嗽伴有脓痰者，加强口腔护理。

（7）观察并记录痰液的颜色、性质、量，正确留取痰液标本并送检。

（8）遵医嘱指导患者正确用药，观察药物疗效和副作用。

三、健康指导

（1）指导患者识别并避免诱因。

（2）告知患者避免进食辛辣刺激性食物，痰液黏稠不易咳出时，要多饮水。

（3）帮助和指导患者掌握正确的咳嗽方法。

（4）教会患者有效的咳痰方法。

（5）指导患者正确配合雾化吸入或蒸汽吸入。

（6）制订合理的锻炼计划，并逐渐增加运动量。经常用冷水洗脸，以增强呼吸道耐寒能力，减少疾病的急性发作。

第三节　呼吸困难

一、概述

呼吸困难是指患者呼吸时主观上感觉空气不足、呼吸费力，客观上表现为呼吸频率、深度及呼吸节律的改变，严重时可出现张口呼吸、鼻翼扇动、端坐呼吸，甚至发绀，辅助呼吸机参与活动。

二、护理常规

（1）提供安静、舒适、洁净、温湿度适宜的环境。

（2）每日摄入足够的热量，避免刺激性强、易于产气的食物，做好口腔护理。

（3）注意补充水和电解质，鼓励患者摄入适量的水分，以减少体液失衡。

（4）根据病情取坐位或半坐位，改善通气，以患者自觉舒适为原则。

（5）动态观察患者呼吸状况，判断呼吸困难的类型，必要时监测血氧饱和度、动脉血气的变化，及时报告医生并配合医生处理。

（6）保持呼吸道通畅，痰液不易咳出者采取辅助排痰法，协助患者进行有效排痰。

（7）根据不同疾病、病情严重程度及患者实际情况选择合理的氧疗或机械通气，并做好护理。

（8）遵医嘱应用支气管扩张药、抗生素、呼吸兴奋剂等，观察药物疗效和副作用。

（9）教会患者有效的呼吸技巧，改善呼吸困难。

（10）指导患者有计划地进行休息和活动，循序渐进地增加活动量和改变运动方式。

三、健康指导

（1）指导和教会患者预防和减轻呼吸困难的方法，提高自我管理能力。

（2）指导患者合理安排休息和活动，调整日常生活方式。

（3）调整饮食，告知患者进食易消化、高纤维食物，以预防腹胀与便秘。

（4）指导患者配合氧疗或机械通气的方法。

（5）向患者介绍药物的使用方法、注意事项、剂量和不良反应。

（6）禁烟酒以减轻对呼吸道黏膜的刺激。

（7）出现哮喘、突发性胸痛等紧急情况时，应及时就诊。

第四节　发　绀

一、概述

发绀是指血液中还原血红蛋白含量增高超过 50 g/L，皮肤、黏膜呈青紫色的一种表现。发绀的部位最常见于口唇、甲床及颜面颊部。

二、护理常规

（1）针对患者的身心特点，根据不同年龄实施不同的心理护理。

（2）保持呼吸道通畅，及时清理呼吸道的分泌物，防止窒息。

（3）注意保暖，发绀时应卧床休息；采取舒适体位，严重呼吸困难出现发绀时取半卧位。

（4）给予高维生素、高蛋白、易消化饮食。

（5）观察生命体征，必要时监测血氧饱和度、动脉血气变化。

（6）严重缺氧者，给予氧气吸入。

（7）遵医嘱按时用药，观察药物的疗效和副作用。

（8）协助患者接受各项检查，评价发绀患者的病情及治疗效果。

三、健康指导

（1）告知患者及家属发绀的诱因、症状及方法。

（2）指导患者进行呼吸功能锻炼。

（3）教会患者及家属发绀时的紧急处理方法。

（4）注意保暖，避免受凉。

第二章 静脉治疗专科护理

第一节 PICC 护理

PICC 是指由外周静脉（贵要静脉、肘正中静脉、头静脉、肱静脉等）置管，使导管尖端位于上腔静脉中下段的方法。PICC 于 20 世纪 90 年代被引入我国，因具有留置时间长（留置时间可达 1 年），插管操作并发症少，不会发生血气胸等严重并发症，与其他血管通路器材相比感染的发生率较低（接近于 0）等优点，已在国内外临床中得以广泛应用。

1. PICC 的种类

①按材质分为聚脲胺脂、硅胶。
②按腔道分为单腔、双腔、多腔。
③按末端类型分为末端开口及三向瓣膜式。
④按修剪方式分为置管前修剪、置管后修剪。
⑤按置管末端位置判断分为 X 线、心电图。
⑥按压力耐受分为耐高压及普通导管。

2. PICC 使用的适应证

PICC 主要用于化疗、刺激性药物的输注及 TPN 的输注（早产儿），耐高压的单腔、双腔或三腔导管还可用于监测 CVP、高压注射等。缺乏血管通道倾向的病人，如长期输液的老年病人，建议使用 PICC。

3. 禁忌证

（1）绝对禁忌证：上腔静脉压迫综合征（导致静脉管腔完全压迫者）。

（2）相对禁忌证：上腔静脉压迫综合征（静脉管腔部分压迫者）；有血栓病史；出凝血时间过长者；乳腺癌术后患侧（特别是有水肿史者）；置管部位拟行放疗；置管侧锁骨下静脉穿刺史、置入心脏起搏器；置管侧肢体（导管路径）手术史；确诊或疑似导管相关性感染、菌血症、败血症；确诊或疑似对器材的材质过敏者。

穿刺肢体经常接触水的病人，如渔民、游泳运动员不宜置 PICC，可使用输液港；置管后导管维护不便者，要慎重置管。

4. 使用 PICC 的优点

实现"一针完成静脉治疗"；与其他中心静脉、输液港相比更安全，无威胁病人生命的并发症；导管的留置时间可达 1 年，满足病人长期输液的需要；对困难穿刺的病人可大幅度减少护士每天的工作量。

5. PICC 置管血管的选择

选择柔软、粗直、有弹性、充盈、无或少静脉瓣、穿刺局部皮肤完整、非关节部位及容易固定的静脉；首选右侧贵要静脉，次选正中静脉、头静脉，B超导引下可选择肱静脉。早产儿上肢静脉缺乏者，可选择头皮静脉、颈内静脉、颈外静脉、股静脉、腋静脉、耳后静脉等。

（1）贵要静脉的特点：上臂最粗最直的静脉；上臂与身体成90°角时，更容易穿刺；静脉瓣少；在肌肉下穿行，置管后导管不会受肌肉收缩影响。但位置在身体内侧，且只有很短的一段血管能够触摸到；经过腋窝容易造成输液不畅，受使用拐杖影响。

（2）正中静脉的特点：肘窝部最粗、最突出的静脉，易于穿刺和护理；但不同人之间解剖差异较大，可汇入头静脉或贵要静脉；由于静脉瓣较多，放置导管有一定难度。

（3）头静脉的特点：血管先粗后细且扭曲；汇入腋静脉时呈一定的角度，可导致导管推进困难，且导管易反折异位进入腋静脉或颈静脉。

6. 导管尖端的位置

经上腔静脉途径置管：导管尖端位于上腔静脉和右心房汇合处上方2 cm（胸片显示$T_5 \sim T_7$间）；经下腔静脉途径：导管尖端置于下腔静脉和横膈水平的较高位置或高于横膈水平，且要经X线照片证实。

PICC置管的操作要点：为了保证PICC置管的质量，操作者要注意几个问题：最大无菌屏障及无菌技术的落实；选择合适的穿刺部位；导管置入适当的深度（$T_5 \sim T_7$间）；使用超声导引的置管技术；在满足治疗的前提下，尽量使用管径细、管腔少的导管，选择合适的导管等。

一、末端开口式PICC置管操作及护理（非B超导引下）

（1）根据治疗需要，医生开出PICC置管医嘱及X线检查单。

（2）护士了解治疗方案及疗程，对穿刺部位静脉及病人全身情况进行评估。

（3）告知病人及其家属留置PICC的目的、风险及需要配合的事项，开展穿刺前病人教育，取得理解与配合，签署PICC置管知情同意书。

（4）正确洗手，戴圆帽、口罩。

（5）选择合适的PICC及置管用物。

①PICC穿刺包：穿刺针、PICC、孔巾1块、方巾2块、10 mL注射器1个、20 mL注射器2个、无菌隔离衣、无菌手套2副、皮肤消毒剂（碘附有效碘1%以上）、无菌透明敷贴、胶带、2 cm×2 cm纱布1块、4 cm×4 cm纱布5块、止血带、纸尺、剪刀、镊子、皮肤保护剂、使用说明。

②另备无菌生理盐水、肝素帽等，必要时备稀释的肝素液（建议浓度：肝素10 U/mL）。

（6）查对、核实医嘱及病人。

（7）向病人及其家属解释置管过程并取得配合。病人戴口罩，防止讲话飞沫污染操作野。

（8）选择合适的血管：首选右手贵要静脉。

（9）体位。协助病人摆好穿刺体位，病人平卧，穿刺侧手臂外展与身体成90°角。若病人肢体外展困难达不到90°角则尽量外展即可，在拟穿刺侧手臂下铺隔水单，避免消毒液弄脏床单。

（10）确定穿刺点，一般在肘窝下两横指处。肘上穿刺置管可避免肘关节活动导致的导管活动及不适，因此，尽量选在肘上穿刺置管。

（11）准确测量置管长度和上臂围。

置管长度的测量：

①从穿刺点量起，沿静脉走向至右胸锁关节内缘（在左侧置管同样量至右胸锁关节内缘），向下反折至第3肋间。

②或从穿刺点量起，沿静脉走向至右胸锁关节，再到对侧胸锁关节。

③或从穿刺点量起，沿静脉走向至右胸锁关节 + 3 cm（右侧置管）或 + 4 cm（左侧置管）。

④对肢体不能外展90°角的病人，可从穿刺点量起，沿静脉走向至同侧的肩峰，再至右胸锁关节，再到对侧胸锁关节。

注意：体外测量的长度永远不可能与体内静脉的解剖长度完全一致。因此，要根据自己以往X线检查结果导管尖端的位置调整测量的方法。

上臂围的测量：测量上臂围要在固定的位置，如穿刺点上 10 cm 处或肘窝上 10 cm 处均可测量，但每次测量必须在同一位置，以保证测量数据的可比性。

（12）开包，放入肝素帽。

（13）戴第一副手套。铺巾于手臂下、消毒（先 75% 乙醇，乙醇待干，后碘酊，待干，每种至少 3 遍）、以穿刺点为中心消毒，注意不漏缝。消毒范围：穿刺点上下 10 ~ 15 cm 整臂消毒（消毒时助手协助病人抬起手臂），铺大孔巾遮盖病人穿刺臂（包括手掌）、身体及头部。

（14）更换无粉手套（手套有粉要冲洗干净手套滑石粉，避免滑石粉沾染导管引发滑石粉性化学性静脉炎），穿无菌隔离衣。20 mL 注射器抽生理盐水、10 mL 注射器抽稀释的肝素液。

（15）生理盐水预冲导管，撤导丝至所需置管长度再撤导丝 1 cm，按置管长度剪去多余导管。注意：穿刺针或任何利器始终不要放在导管盒中，以免误伤导管。扎止血带。

（16）取出穿刺针，去除针帽，转动针芯。注意避免按压针心的红色安全按钮。

（17）穿刺：以 20° ~ 40° 角进行穿刺，见回血后，即减少角度再进针 0.5 cm，固定针芯，送外套管，松止血带。

（18）右手撤针芯，左手食指和拇指固定套管针、小鱼际轻按套管头端，减少出血，送导管（注意：送导管时，均匀缓慢，镊子不能夹导管过紧）。

（19）当导管送入血管 10 ~ 15 cm 时，将套管轻轻退出，撕裂套管，嘱咐病人下巴转向穿刺侧肩膀并尽量贴近胸部（避免导管移位进入颈内静脉），继续送管至所需长度（"0"点位置），嘱病人头恢复正常体位。

（20）当导管送至"0"点位置后，抽回血，见回血后用生理盐水冲管。

（21）撤导丝（一次缓缓拉出，导丝不绕圈），撤孔巾（注意避免污染穿刺野及操作者手套），固定导管（无张力固定）。

（22）换肝素帽，冲封管。

（23）行 X 线胸片定位检查。确定导管尖端位于上腔静脉后进行输液。

（24）穿刺后记录：包括穿刺导管的名称及批号、导管型号及留置长度、上臂围（儿童病人要量双上臂围，以做对比）、所穿刺的静脉、穿刺过程描述、抽回血的情况、固定方法、穿刺日期及穿刺者姓名、胸片结果、病人的主诉等。

（25）观察并及时处理并发症。

（26）PICC 穿刺置管的注意事项。

①穿刺前应了解静脉走向及静脉情况（必要时先用 B 超检查穿刺血管，了解穿刺血管有无血栓、堵塞、狭窄等），避免在瘢痕及静脉瓣处穿刺，避免穿刺有 PICC 置管史并发生静脉炎的血管。

②做好解释工作，使病人放松；穿刺臂热敷或给予热饮料，可帮助静脉充盈。

③穿刺进针角度为 20° ~ 40°，在皮下潜行 1 ~ 2 cm 再直刺血管，可避免或减少局部出血和导管在血管直接进出，减少导管相关感染的发生。

④不能大力撤导丝，送管须均匀缓慢。

⑤不能用镊子过紧钳夹导管。

⑥注意避免穿刺过深损伤神经。

⑦注意避免穿刺入动脉。

⑧穿刺时避免损伤静脉内膜／外膜，以免发生机械性静脉炎、静脉血栓或渗漏。

⑨退出针芯之前，务必先松开止血带，轻压套管尖端后再撤出针芯，以减少出血。

⑩有出血倾向的病人可使用吸收性明胶海绵、弹力绷带局部加压止血。

二、三向瓣膜式 PICC 置管操作及护理

1. 评估

（1）病人病情、年龄、意识状态、心肺功能。

（2）病人局部皮肤组织及血管的情况。

（3）病人有无特殊需要（排尿、便等）。

（4）病人的合作程度，如病人不合作，可予以镇静。

（5）病人的心理反应。

2. 病人准备

（1）确认病人。

（2）告知 PICC 置管的目的、意义、可能出现的情况及产生的费用。

（3）解释置管过程，示范配合动作，以取得病人的同意与合作。

（4）告知 PICC 置管期间的护理及注意事项。

（5）签 PICC 置管同意书，准备好 X 线检查单。

（6）按需大小便，取舒适体位。

3. 环境准备

环境清洁，区域宽敞，操作前给予紫外线消毒 30 min。

4. 物品准备

（1）PICC 穿刺包：纸尺 1 把、垫布 1 块、大治疗巾 1 块、孔巾 1 块、大单 1 块、镊子 2 把、直剪 1 把、纱布 5 块、三格的消毒盆内 2 格各装大棉球各 3 个、无粉手套 2 副、3M 透明敷料一张（10 cm×12 cm）、无菌胶布 2 条、止血带 1 条。

（2）三向瓣膜式 PICC 1 套。

（3）基础盘上放置以下物品：无菌生理盐水 100 mL（建议软袋包装）、20 mL 注射器 2 支、10 mL 注射器 1 支、75% 乙醇 1 瓶、1% 碘附 1 瓶、3M 胶布、棉签。

（4）必要时准备以下物品备用：1 mL 注射器 1 支、2% 利多卡因 1 支、肝素 1 支、弹力绷带。

5. 选择置管血管

穿刺点最好在肘窝下 2 横指左右的地方，选择血管优先顺序：贵要静脉、肘正中静脉、头静脉，尽可能选用贵要静脉。穿刺点定位后做标示。

6. 教会病人做配合动作

当置管操作者发出侧头指令时，病人要向穿刺侧转头并低头，下巴尽量贴近肩部；如病人不能配合，让助手协助按压病人的颈静脉，以防送管时导管误入病人的颈静脉。

7. 测量

（1）导管置入长度的测量：病人的手臂与躯干成 90° 角，测量长度自穿刺点至右胸锁关节，然后反折向下至第 3 肋间隙（常规身材的病人在实际测量长度的基础上减去 2 cm）。

（2）测量臂围：肘窝上或穿刺点上 10 cm。以后每次都必须以该处作为测量点并妥善记录。

8. 置管操作

（1）首先应检查穿刺包和手套是否在有效期内，是否有破损、漏气、受潮。

（2）操作者洗手，戴口罩、圆帽，病人戴口罩。

（3）打开无菌穿刺包（在治疗车或床头柜），建立无菌区。

（4）戴第一副无菌手套，嘱咐病人抬高手臂，在手臂下垫垫布。助手分别倒乙醇与碘附（含 1% 有效碘）入消毒盆的两个小格内，把消毒盆移到垫布上。

（5）皮肤消毒：用消毒棉球以穿刺点为中心点上下 10～15 cm，整臂擦拭消毒，先乙醇 3 遍，后碘附 3 遍，每遍不漏缝且每遍待干。废弃物放弯盘内，弯盘放入治疗车下层。铺无菌治疗巾在病人消毒臂下，并放置无菌止血带。

（6）脱去第一副手套，戴第二副无菌手套，铺无菌治疗孔巾露出穿刺部位。用大单覆盖病人躯体建立最大的无菌区域。

（7）助手以无菌操作方式打开 20 mL、10 mL 注射器置入无菌区内，并消毒生理盐水袋口。

（8）若手套有滑石粉则需要清洗手套。冲洗手套方法：操作者戴好手套后，双手放在承接液体的器皿上方，指尖自然垂下，助手用无菌生理盐水沿手套自上而下冲洗手套，操作者配合盐水流速缓慢搓动双手，使手套表面（特别是指尖部位）得到充分的冲洗，直到指尖流下的盐水澄清为止，拿无菌纱块从指尖自下而上擦干手套上的水渍，不得来回擦拭，每擦1次需反折纱布用另一面再擦，最大可能地把手套上的滑石粉去除。去除手套上的滑石粉可有效地防止机械性静脉炎的发生。

（9）操作者在助手的协助下把20 mL、10 mL注射器用无菌方法抽吸生理盐水。

（10）以无菌方式取PICC：助手打开外包装后，操作者取出PICC包并打开，打开时注意防止包内零件弹出无菌区，观察包内套件是否齐全，把有独立包装的穿刺针、思乐扣、皮肤保护剂取出放置无菌区内，PICC包装塑料盒内留下需预冲的导管、连接器、减压套筒、肝素帽等，连接器安装肝素帽。不能把刀、剪、针头等锐器与导管混放，以免损伤导管。

（11）操作者应有序摆放穿刺用物。

（12）预冲：用一支20 mL注射器预冲导管，注意观察整条导管的完整性（只有导管头端侧壁的三向瓣膜阀有盐水溢出，其他地方没有出水，可表明导管的完整性良好），注射盐水淋洒在PICC上浸泡湿润导管（建议用拇指与食指轻捏三向瓣膜阀——距导管末端圆头1 cm处的导管侧壁，让三向瓣膜阀更快地进入工作状态，有利于置入导管后抽回血），再预冲连接器、减压套筒、肝素帽。

（13）穿刺：结扎止血带，再次检查穿刺血管，打开穿刺套管针包装，操作者以非主力手固定皮肤，主力手持针以15°~30°角进针，见回血后，减少进针角度，保持钢针的位置，用非主力手的大拇指向前推进插管鞘，松开止血带；在插管鞘下端垫无菌纱布（吸收插管鞘流出的血液并防止送管时导管把皮肤上的消毒液带入血管），非主力手拇指、食指固定插管鞘，弯曲其余三指按压插管鞘内断血管防止出血过多，主力手撤出钢针，并将钢针放入弯盘内。注意穿刺时不要直刺血管，经皮下进针潜行1~2 cm后再入血管，可防止穿刺口出血并降低穿刺口发生感染的概率。

（14）置管：自插管鞘处置入PICC 10~15 cm时，嘱咐病人向穿刺侧转头并低头，或请助手帮助按压同侧锁骨上近胸锁乳突关节端以关闭颈静脉，防止导管移位进入颈静脉。注意送管动作缓慢、匀速，送到预插管长度，撤插管鞘。20 mL注射器抽回血并冲洗干净回血，撤插支撑导丝（撤支撑导丝动作要轻柔，缓慢，匀速）。

（15）纱布盖在穿刺点处压迫片刻止血，盐水纱布清洁穿刺野及导管血污。

（16）修剪导管：保留体外导管6 cm（如不足5 cm导管末端的1 cm也必须剪掉），剪刀与导管成90°角，导管剪成平整的直面，不得剪出斜面或毛茬。

（17）安装连接器：将减压套筒套入导管，将导管套在连接器的金属柄上，一定要推进到底，不留缝隙，但不能过度地推进以免导管起皱褶。将连接器的倒钩和减压套筒的沟槽连接在一起并锁定，锁定后轻轻用力牵拉导管与连接器，确保导管在体外固定牢固。

（18）抽吸和冲洗：用10 mL盐水注射器针头穿刺延长管的肝素帽，抽吸至见连接器的透明延长管有回血时，即将回血和盐水推注回病人体内，以脉冲方式冲管并正压封管。

（19）固定。

①思乐扣固定法。

清洁皮肤：用乙醇棉棒清洁思乐扣预安装部位的皮肤，把表皮的皮屑、油脂、血迹等污渍去除，待干。

涂抹皮肤保护膜：撕开并取出皮肤保护膜湿纱均匀地涂抹在即将粘贴思乐扣部位的皮肤上。不要用来回擦拭的方法涂抹，因为每一涂抹过的地方需要15 s才能完全干透形成有效的保护膜层。如果希望膜层加厚，必须均匀涂抹一次待干15 s后，再在刚涂抹过的地方再抹一遍，一般抹一次足够。

安装思乐扣：把导管连接器固定翼两侧小孔对准思乐扣上的锁闩，让锁闩穿过翼孔，一手轻提起思乐扣，食指处于思乐扣与皮肤之间（目的：不让皮肤受压，并保护已经形成的皮肤保护膜层）；另一手关上思乐扣至听见"啪"声为止，表明锁扣已经锁定。

黏合皮肤：向外掀除思乐扣黏胶扣座上的背衬包装纸，让黏胶扣座与皮肤黏合，轻按抚平思乐扣扣座，让思乐扣无张力平整地粘贴在预定的位置。

覆盖穿刺点：小方纱块折叠成1 cm×1 cm，覆盖于穿刺点上，导管出皮肤处到思乐扣之间段必须盘绕一小S弯（缓冲导管的被动牵拉），将透明敷料用无张力粘贴的方式覆盖粘贴穿刺点方纱、导管蓝色部分、敷料下覆盖思乐扣翼形部分的全部，轻微按压整理粘贴透明敷料，排去敷料下空气，抚平敷料边缘，使导管、思乐扣、纱块、连接器透明延长管四者与皮肤达到整体粘贴的牢固效果。穿刺后第一个24 h更换敷料。

②白色固定翼固定法。

在靠近穿刺点约0.5 cm处扣好白色固定护翼。

导管出皮肤处逆血管方向摆放L形或U形弯。

使用无菌胶布横向固定白色固定护翼。

另一条无菌胶布横向固定连接器翼形部分。

穿刺点置纱布止血，10 cm×12 cm透明敷料无张力粘贴，透明敷料应覆盖到导管和减压套筒所有蓝色部分，排尽敷料下空气，皮肤、导管、敷料三者合一。

抗过敏胶布蝶型交叉固定连接器。

抗过敏胶布横向固定肝素帽。

（20）整理工作：将置管用物全部移出，合理弃置。脱手套，以胶布蝶型交叉固定连接器，再以胶布横固定导管尾部的连接器部分（胶布上写下置管日期和操作者姓名），置管完毕后，向病人教导注意事项，并嘱咐病人放松，按压小方纱协助病人活动手臂，鼓励病人闲时做些轻握拳的动作降低置管后初期的不适应感觉。视置管病人的情况可使用3M白黏弹性绷带或外科弹力网套于穿刺部位加压止血。操作者以七步法洗手。

（21）安排病人做X线拍片定位检查，以确认导管头端是否到达预定位置。置入的导管必须拍片确认PICC头端到达上腔静脉后才能输液治疗。

（22）记录：记录PICC穿刺单，登记置入产品信息，填写《PICC长期护理手册》，交病人妥善保管。

三、血管超声导引下三向瓣膜式PICC置管操作及护理

超声导引下通过改良型塞丁格穿刺工具置入PICC技术改变了传统的PICC置管部位，置管部位由肘窝以下上移到上臂，减轻了置管损伤，减少了导管相关问题及并发症的发生，减轻了在肘部以下位置置管病人的不适感，提高了病人的生活质量。使用血管超声技术能使操作者很清楚地观察到血管的状态，可以避开血管内的不良因素、静脉瓣及分支静脉，使PICC置管成功率提高到95%，对血管条件差的病人尤其具有优势。

（一）血管超声引导系统的优势

（1）清晰定位，由传统的盲穿飞跃到可直视血管穿刺；通过B超的显示，极大地提高了静脉穿刺置管的成功率，降低了反复穿刺对血管造成的损伤，有效减少了静脉炎、静脉血栓等并发症的发生。

（2）穿刺部位由传统的肘窝下改为肘窝上，基本上防止了因肘关节伸屈牵拉导管造成的机械性静脉炎及相关并发症的发生，且病人感觉舒适，极大地提高了置管病人的生活质量。

（3）穿刺前可检查预穿刺血管及附近血管情况，避免血管因素导致导管推进困难、导管移位等问题的发生。

（4）具有记忆功能，可存储图像信息，便于临床资料的收集、存档和整理。

（二）超声影像的相关知识

（1）不同组织的超声影像：组织密度不同，显像也不同。

①液体密度最低，在荧光屏上图像呈现黑色。

②器官密度高，呈灰色。

③骨骼密度最高，呈白色。

④血管的轮廓在荧光屏上显示清晰。

⑤神经的横切面呈蜂窝状。

⑥静脉瓣的成像为一横线。
⑦其他组织在荧光屏上介于黑白之间。
（2）穿刺前对血管进行评估和辨认。
①辨认贵要静脉、肱静脉、头静脉。
②辨认静脉瓣。
③辨认静脉炎、静脉血栓、静脉回流障碍。
④辨认静脉血管分支、合并。
⑤探查血管大小，选择的血管至少大于导管直径的 2 倍。
⑥辨认动脉和静脉：当受到探头的压迫时，动脉血管显示有搏动现象而不会完全被压扁；当受到探头的压迫时静脉血管会完全变扁，且无搏动现象。

（三）血管超声导引下三向瓣膜式 PICC 标准置管流程（使用导针架）

1. 评估
（1）病人病情、年龄、意识状态、心肺功能。
（2）病人局部皮肤组织及血管的情况。
（3）病人有无特殊需要（排尿、便等）。
（4）病人的合作程度。
（5）病人的心理反应。

2. 病人准备
（1）确认病人。
（2）告知 PICC 置管的目的、意义、可能出现的情况及产生的费用。
（3）解释置管过程，示范配合动作，以取得病人的同意与合作。
（4）告知 PICC 置管期间的护理及注意事项。
（5）签 PICC 置管同意书。
（6）按需大小便，取舒适体位。

3. 环境准备
环境清洁，区域宽敞，最好有专门的置管操作室，操作前予以紫外线消毒 30 min。

4. 用物准备
（1）无菌物品：碘剂（有效碘超过 1%）、75% 乙醇、一次性治疗巾、100 mL 无菌生理盐水、500 mL 瓶装生理盐水、20 mL 注射器 2～3 支（儿童 10 mL）、无菌手套 2 副、10 cm×12 cm 透明敷料、无菌胶布（可用无菌输液贴）、1 mL 注射器 1 支、2% 利多卡因 1 支、隔离衣 1 件、无菌大单 1 块。
（2）PICC 穿刺包：治疗巾 3 块、孔巾 1 块、止血钳 2 把、直剪 1 把、纱布 5 块、大棉球 6 个、小药杯 2 个、弯盘 2 个。
（3）PICC 穿刺套件、微插管鞘穿刺套件、导针器套件。
（4）其他必需品：皮尺、止血带、胶布、超声探查耦合剂（俗称导电凝胶，非无菌）1 支。
（5）视锐 5 血管超声导引系统 1 台。
（6）根据需要准备：弹力绷带、肝素 1 支。

5. 操作步骤
（1）获得医嘱，签署置管同意书，准备 X 线检查单。
（2）七步法洗手，戴圆帽、口罩，备齐用物，携用物至病人床旁，核对床号、姓名。
（3）摆体位，暴露穿刺区域，根据病情，病人可戴口罩、帽子。
（4）血管超声导引系统摆放在操作者的对面，便于操作。
（5）选择静脉及穿刺点。
①在预期穿刺部位以上扎止血带。
②穿刺点的选择，肘窝上 2 横指处。

③使用血管超声导引系统选择穿刺静脉：先摸到肘窝处的肱动脉搏动，涂抹少量的耦合剂，大概在肘窝上 2 cm 处先找肱动脉与肱静脉，用探头轻轻压迫，可见其搏动，为肱动脉，与之伴行的可被压扁的为肱静脉。因肱静脉汇合于内侧的贵要静脉，所以将探头向内侧、向上慢慢移动，找到内径较大的血管，用探头压迫，可以压扁，无搏动即为首选的穿刺血管——贵要静脉。在预穿刺点做标记。

④松开止血带。

（6）测量定位。

①病人平卧位，上臂外展与躯干呈 90° 角，手臂与身体在同一水平面。

②上腔静脉测量法：从预穿刺点沿静脉走向到右胸锁关节，再向下至第 3 肋间隙。

③测臂围：肘窝以上 10 cm 处（患儿 5 cm）。

④记录测量数值。

⑤在病人臂下铺隔水巾隔湿。

（7）免洗消毒液洗手。

（8）建立无菌区。

①打开 PICC 穿刺包，戴无菌手套。

②穿刺点的消毒：以穿刺点为中心环形消毒，先以 75% 乙醇消毒 3 遍（第一遍顺时针，第二遍逆时针，第三遍顺时针），待干，再以碘剂消毒 3 遍（方法同 75% 乙醇），上下直径 20 cm，两侧至臂缘，最好以穿刺点为中心，上下各 10 cm 整臂消毒，待干。病人手臂下铺无菌治疗巾。

（9）脱手套，穿无菌隔离衣，重戴无菌手套，并用生理盐水冲洗干净手套上所有滑石粉，用干纱布擦干。

（10）铺巾、无菌物品的准备。

①铺治疗巾、孔巾、无菌大单，只暴露穿刺部位，铺巾遮盖病人全身及穿刺侧手臂。

②助手（戴圆帽、口罩）按无菌原则投递注射器、透明敷料、无菌胶布于无菌区内。注射器抽吸满生理盐水。1 mL 注射器抽吸 2% 利多卡因。

③按无菌原则打开 PICC 穿刺套件：预冲 PICC，注意观察导管的完整性；再预冲连接器、减压套筒、肝素帽或正压接头；最后润洗导管外部，令导管浸泡于生理盐水当中。

④按无菌原则打开微插管鞘穿刺套件及导针器套件。

（11）安放无菌探头罩：取无菌耦合剂少许涂在探头上，探头上罩上无菌罩，罩和探头之间不可有气泡，用橡胶圈固定牢固（操作者要保持手套无菌）。

（12）助手在消毒区外扎止血带，使静脉充盈。

（13）在穿刺点附近涂抹少许无菌耦合剂。

（14）穿刺前使用超声导引系统再次定位血管，并将选择好的血管影像固定在标记点的中央位置，左手固定好探头，保持探头位置垂直于皮肤。注意：整个探查、操作过程中探头与皮肤必须一直保持 90° 的垂直角度。

（15）安装导针器：根据血管深度选择导针器规格，并安装在探头上的突起处。

（16）穿刺点处局部麻醉，以 2% 利多卡因 0.1 ~ 0.2 mL 皮内注射。

（17）右手取穿刺钢针，针尖斜面向上（即向探头一侧）插入导针器沟槽，操作者双眼看着超声显示屏进行静脉穿刺。在超声显示屏上可在血管内看见一白色亮点，血从针尾处缓缓流出，即为穿刺针已进入血管。

（18）送导丝：穿刺成功后，固定穿刺针保持不动，小心地移开探头。左手固定好穿刺针，右手取导丝置入穿刺针，导丝入血管后，随即降低进针角度，继续推送导丝，右手松止血带（或由助手协助）。体外导丝保留 10 ~ 15 cm。注意：一定要始终在体外看见导丝的末端。遇到阻力不可大力推送导丝。如送导丝不成功，导丝与穿刺针必须一起拔出，避免穿刺针针尖将导丝割断导致导丝断裂。

（19）撤除穿刺针，保留导丝在原位。

（20）穿刺点周围可进一步给予麻醉。

（21）扩大穿刺点：解剖刀沿导丝上方，与导丝成平行的角度做皮肤切开以扩大穿刺部位，注意不能切割到导丝。

（22）沿导丝送入插管器（扩张器/插管鞘组件），注意固定好导丝，避免导丝滑入静脉，推进插管鞘时与血管走向保持一致，边旋转插管器边用力持续向前推进，使插管器完全进入血管。

（23）拧开插管器上的锁扣，分离扩张器、插管鞘，左手食指及中指按压插管鞘前端止血，右手将扩张器和导丝一同拔出（注意确保插管鞘不移位），随即用左手大拇指堵住鞘口（手法：右手小拇指与无名指夹住导丝，大拇指与食指捏住扩张器，一同将扩张器与导丝拔出，并检查导丝的完整性）。

（24）置入导管：固定好插管鞘，插管鞘下方垫无菌纱布，将导管自插管鞘内缓慢、短距离、匀速置入。当送入10 cm左右时，嘱病人将头转向静脉穿刺侧，并低头使下颌贴近肩部，以防止导管误入颈静脉，由助手用B超协助检查导管是否移位颈静脉，及时进行调整。

（25）撤出插管鞘：插管至预定长度后，压迫鞘的末端处止血并固定导管，从血管内撤出插管鞘，使其远离穿刺口，以免撕裂插管鞘。

（26）撤出导管内支撑导丝：校对插管长度后，将导管与支撑导丝的金属柄分离，轻压穿刺点以保持导管的位置，缓慢平直撤出支撑导丝。

（27）修剪导管长度：用生理盐水清洁导管上血渍后修剪导管，保留体外导管5 cm，用无菌剪刀与导管保持直角剪断导管，注意不要剪出斜面或毛碴（即使导管长度不足5 cm，导管的最后1 cm一定要剪掉，否则导管与连接器固定不牢）。

（28）安装连接器：将减压套筒安装到导管上，再将导管连接到连接器翼形部分的金属柄上，注意一定要推进到底，导管不能起褶，最后沿直线将翼形部分的倒钩和减压套筒上的沟槽对齐，锁定两部分。

（29）抽回血和冲管：抽回血，见回血推回；再用20 mL生理盐水以脉冲方式冲管，在注射最后0.5 mL生理盐水时，边推注活塞边撤出注射器，以达到正压封管（生理盐水用量成年人20 mL，儿童6 mL）。

（30）安装肝素帽或正压接头，撤除孔巾（保持操作者手套及操作野无菌），清理干净穿刺点及周围皮肤的血渍。

（31）固定导管：以病人感觉舒适，日常活动时导管不受曲折为宜。

①思乐扣固定法：用氯己定或乙醇清洁穿刺点及周围皮肤，待干。用皮肤保护剂擦拭固定部位，完全待干10～15 s；将导管安放在思乐扣上，将锁扣锁死；导管摆放适当（调整外露导管形状）；思乐扣上箭头指向穿刺点，摆放思乐扣；依次撕除思乐扣的背胶纸，将思乐扣贴放在皮肤上；穿刺点置纱布止血，以10 cm×12 cm无菌透明敷料作封闭式粘贴，注意排净贴膜下空气；胶布横向固定贴膜下缘，再用胶布蝶型交叉固定连接器；胶布以"高举平台"形式固定肝素帽或正压接头。

②白色固定翼固定法：在靠近穿刺点约0.5 cm处扣好白色固定护翼；导管出皮肤处逆血管方向摆放L形或U形弯曲；使用无菌胶布横向固定白色固定护翼；另一条无菌布用以止血，10 cm×12 cm透明敷料无张力粘贴，透明敷料应覆盖到导管和减压套筒所有蓝色部分，注意排净敷料下空气，使皮肤、导管、贴膜三者合一；抗过敏胶布蝶型交叉固定连接器；抗过敏胶布横向固定肝素帽。

（32）整理用物，安置病人体位。

（33）注明穿刺者姓名、穿刺日期和时间，根据需要弹力绷带包扎。

（34）再次查对，向病人交代有关注意事项。

（35）X线检查确定导管尖端位置。

（36）七步法洗手。

（37）记录PICC穿刺单，登记置入产品信息，填写《PICC长期护理手册》，交病人妥善保管。

（四）血管超声导引下三向瓣膜式PICC置管操作及护理（无导针架）

（1）无导针架的血管超声导引下PICC置管，基本步骤与使用导针架进行PICC置管相同。

（2）无导针架的血管超声导引下PICC置管的不同之处在于穿刺血管的方法：在B超下显示目标血

管横切面，再显示目标血管的纵切面，用留置针或塞丁格穿刺套件的长针头在 B 超探头与血管长轴垂直面中点对应的皮肤以大约 30° 角进针穿刺血管，尽量在血管的正上方进针，穿刺成功后（留置针退针芯）置入导丝，其余步骤与血管超声导引下三向瓣膜式 PICC 置管相同。

（3）无导针架进行血管超声导引下 PICC 置管，可选择普通血管 B 超置管，充分利用医院 B 超室的资源，提高血管困难穿刺病人的成功率。

四、PICC 置管后护理

CVC 能否安全、长期使用，关键在于置管后的日常维护护理。在 CVC 置管后的日常维护护理中要注意以下问题：局部皮肤清洁、消毒彻底，做好皮肤保护并及时处理皮肤问题；做好预防导管相关感染的工作，尽量减少导管接头的操作（输液器连续输液可 96 h 更换，不超过 1 周），严格消毒，保护接头，使用特殊敷料如银离子敷料、CHG 敷料以预防局部感染，使用合适的敷料及导管固定装置保证良好的导管固定，避免导管的移动（脱出及进入）。根据风险利益评估选择使用接头，导管拔除后局部封闭 24 h，并让病人参与 CVC 维护护理的全过程。

（1）做好心理护理，向病人说明注意事项。

（2）观察。

① PICC 穿刺点的观察：至少每天观察有无红、肿、热、痛、液体渗出或硬结。

②输液过程观察：注意输液时是否出现局部疼痛、渗漏、输液速度减慢、输液停顿或其他不适。

③上臂围的观察：出现局部不适时测量。

④全身情况观察：如是否有冲管、输液后寒战、发热等与导管相关感染的症状，警惕导管相关感染的发生。

（3）更换敷料：敷料有透明敷料及纱布，导管置入后第一个 24 h 要更换敷料，纱布敷料至少每 48 h 更换，透明敷料每周常规更换敷料 1～2 次，敷料被污染、潮湿、脱落随时更换。为保证穿刺部位皮肤清洁干燥、节省时间和便于观察，PICC 一般使用无菌透明敷料固定，更换敷料时严格无菌操作并注意不要损伤导管。撕敷贴时应顺着导管的方向水平往上撕脱或水平拉伸撕脱，以免带出导管及损伤敷料粘贴的表皮。置管后立即化疗的病人，建议第一次更换敷料时局部使用吸收性明胶海绵等止血材料，避免因病人凝血机制问题局部出血导致反复更换敷料。

（4）一般情况下肝素帽应每周更换 1 次，肝素帽损伤、12 号针头穿刺后、有血迹、污染、抽血后或任何情况取下肝素帽要更换，输血、输注 TPN 每 24 h 更换。

（5）输液管道更换（可根据医院条例有所不同），一般 24 h 更换 1 次。

（6）静脉推药时，普通 PICC（不耐高压注射）不能使用小于 10 mL 的注射器或高压注射泵推注，且速度不能过快。

（7）为保证管道通畅，注意正压脉冲冲管和正压封管：药物间有配伍禁忌、输注黏稠药液中和/或后要进行脉冲冲管，输液停止或导管维护时要进行脉冲冲管和正压封管。

（8）PICC 的冲封管溶液及用量：成年人或不限制水盐的病人用 15～20 mL 生理盐水正压脉冲冲管，儿童病人或限制水盐的病人可用 2 倍管腔加辅助延长管容量的生理盐水正压脉冲冲管；必要时（末端开口 PICC 或易回血的病人）成年病人无水盐限制者，用 15～20 mL 生理盐水正压脉冲冲管后，用稀释的肝素液（肝素 10～50 U/mL 生理盐水），每次 2～5 mL，正压封管。封管时，手臂放直、放平，封管的速度应稍慢。

①正确的冲管与封管技术能保证导管通畅和导管的完整性。

②小于 5 mL 的注射器可产生较大的压力，如遇导管阻塞可致导管破裂，在测定导管压力前，严禁使用小规格注射器推注药物或冲封管。

③封管液浓度：可据医院的规定有所不同，一般每毫升生理盐水中含肝素 10～50 U。

④冲封管方式（SASH）：生理盐水（S）、药物（A）、生理盐水（S）、肝素溶液（H）。

SASH 就是在给予肝素、不相容药物/液体前后，均使用生理盐水冲洗，以避免药物配伍禁忌产生不良反应或发生药物沉淀，最后用肝素溶液封管。最好的冲管方式是螺旋式冲管及正压脉冲式冲管方式（冲-停-冲-停且压力持续）。

⑤封管方法——正压封管：在封管时必须使用正压封管技术，以防止血液回流入导管尖端，导致导管阻塞。当注射器内还有最后 0.5 mL 封管液时，以边推注药液边退针的方法拔出针头。在封管后夹闭长管系统以保证管内压力。

（9）导管的拔除：导管的留置时间应根据生产厂商的建议，在没有出现并发症征兆且在有效使用时间范围内。穿刺局部消毒，戴无菌手套，从穿刺点缓慢拔出导管后，用无菌小纱布立即按压局部并用透明敷料封闭局部 24 h（按压局部 10 min 止血）。测量导管长度，观察导管是否有缺损、损伤或断裂。

五、PICC 的维护护理

（一）三向瓣膜式 PICC 维护护理

1. 评估穿刺局部及导管情况

（1）穿刺点有无发红、肿胀、渗血及渗液。

（2）导管有无移动，是否脱出或进入体内。

（3）敷料有无潮湿、脱落、污染，是否到期（至少每 7 d 冲封管 1 次）。

2. 用物准备

（1）无菌物品：一次性治疗巾、无菌生理盐水、20 mL 注射器 1 支、无菌手套 1 副、10 cm×12 cm 透明敷料、无菌胶布 1 块、肝素帽、7 号头皮针。

（2）PICC 换药包：弯盘 1 个、治疗巾 1 块、无菌镊 2 把、纱布 4 块、小药杯 2 个（各装 6 个大棉球）。

（3）基础治疗盘：皮肤消毒剂、胶带、免洗手消毒液。

3. 操作步骤

（1）洗手，戴口罩。

（2）备齐用物，携用物至病人床旁，核对床号、姓名。

（3）测量臂围并记录。

（4）病人臂下铺一次性治疗巾隔湿，暴露导管穿刺部位，自下而上去除敷料，注意切忌将导管引出体外。查看导管刻度，观察穿刺点有无红、肿或渗出物。

（5）免洗手消毒液洗手，打开 PICC 换药包。

（6）按无菌原则投递透明敷料、无菌胶布、肝素帽、20 mL 注射器等无菌物品于换药包内。

（7）右手先戴一只无菌手套，持无菌 20 mL 注射器，左手持生理盐水瓶（袋），抽吸 20 mL 生理盐水；然后右手持小药杯，左手持碘附、乙醇，按无菌原则分别倒于小药杯内；左手再戴无菌手套。

（8）在病人臂下铺无菌巾，建立无菌区，并将用物移至无菌区内。

（9）取下白色固定翼，用乙醇棉球清洁消毒，放置无菌区内待干备用。

（10）以穿刺点为中心环形消毒，上下各 10 cm，两侧至臂缘。具体方法如下。

①乙醇消毒：用无菌纱布包裹导管外露接头部分轻轻将导管拉直提起，用乙醇棉球消毒距穿刺点 1 cm 以外皮肤 3 遍（第一遍顺时针，第二遍逆时针，第三遍顺时针）。

②碘附消毒：碘附消毒方法及范围同乙醇，待干，纱布弃置。取第二块无菌纱布叠小按压穿刺点，用碘附棉球正反着力消毒导管、连接器及肝素帽 3 遍。

（11）用纱布取下原有肝素帽，弃置；用乙醇棉片或乙醇棉球（不可过湿）包裹连接器螺旋部分用力正反摩擦消毒 7~12 次以上，放置在第三块无菌纱布上，新的肝素帽排气并旋紧。

（12）装有 20 mL 生理盐水注射器连接头皮针排气，刺入肝素帽内以脉冲方式冲洗导管并正压封管。

（13）固定导管。

①白色固定翼法：见前所述。

②思乐扣固定法：用氯己定、乙醇清洁穿刺点及周围皮肤，待干；用皮肤保护剂擦拭固定部位，完

全待干 10 ~ 15 s；按思乐扣上箭头所示方向（箭头应指向近心端）摆放思乐扣；将导管固定翼上的缝合孔安装在思乐扣的支柱上；固定好思乐扣及导管，将锁扣锁死；依次撕除思乐扣的背胶纸，将思乐扣贴放在皮肤上；10 cm×12 cm 透明敷料无张力粘贴，透明敷料中央对准穿刺点；应完全覆盖住思乐扣，排净贴膜下空气，皮肤、导管、贴膜三者合一；抗过敏胶布横向固定延长管；抗过敏胶布横向固定肝素帽或正压接头。

（14）整理用物，脱手套。

（15）注明换药者姓名、日期和时间。

（16）交代注意事项，洗手。

（17）填写维护记录单。

（二）末端开口式 PICC 维护

1. 评估

（1）穿刺点有无发红、肿胀、渗血及渗液。

（2）导管有无移动，是否脱出或进入体内。

（3）敷料有无潮湿、脱落、污染，是否到期（至少每 3 d 冲封管 1 次）。

2. 用物准备

（1）无菌物品：一次性治疗巾、无菌生理盐水、20 mL 注射器 1 支、10 mL 注射器 1 支、无菌手套 1 副、10 cm×12 cm 透明敷料、无菌胶布、肝素帽、7 号头皮针、配好肝素盐水。最好使用配套的 PICC 换药包、独立包装的 75% 乙醇消毒棉棒 3 支、独立包装的含 1% 有效碘消毒棉棒 3 支、无菌治疗巾、无菌手套、透明敷料、3M 无菌免缝胶带、乙醇消毒棉片。

（2）基础治疗盘：皮肤消毒剂、胶带。

3. 操作步骤

（1）洗手，戴口罩。

（2）备齐用物，携用物至病人床旁，核对床号、姓名。

（3）测量臂围并记录。

（4）病人臂下铺一次性治疗巾，暴露导管穿刺部位，自下而上去除敷料，注意切忌将导管引出体外。查看导管刻度，观察穿刺点有无红、肿或渗出物。

（5）免洗手消毒液洗手，打开 PICC 换药包。

（6）乙醇棉棒清洁 PICC 及周边皮肤。

（7）戴无菌手套。

（8）用含 1% 有效碘的棉棒消毒穿刺部位周边皮肤 3 遍。方法：以穿刺点为中心环形消毒，上下各 10 cm，两侧至臂缘。

（9）待干，用无菌透明敷料及 3 条无菌胶带稳妥固定导管。

①无菌胶带固定导管圆盘部位，并使体外导管部分呈 C 形。

②粘贴无菌透明敷料。

原则：粘贴部位无菌干燥，透明敷料中央对准穿刺点，无张力粘贴（建议单手持膜）。

粘贴步骤：捏合导管部分（敷料稳妥固定导管）；抚平整块敷料，排出空气；边撕边框边按压（防止卷边的发生）。

③无菌胶带交叉加强固定。

④无菌胶带横向再次加强固定。

（10）肝素帽需更换者，按无菌操作原则更换肝素帽。20 mL 注射器生理盐水连接头皮针排气，刺入肝素帽内以脉冲方式冲洗导管，换 10 mL 注射器肝素盐水正压封管；或以脉冲方式冲洗导管后连接输液。

（11）肝素帽不需更换者，用乙醇棉片摩擦消毒肝素帽 12 s，20 mL 注射器连接头皮针排气，刺入肝素帽内以脉冲方式冲洗导管并正压封管，或以脉冲方式冲洗导管后连接输液。

（12）整理用物，脱手套，免洗手消毒液洗手。
（13）注明换药者姓名、日期和时间。
（14）交代注意事项。
（15）填写维护记录单。

六、PICC穿刺置管的并发症及处理

（一）导管推进困难

1. 原因

（1）静脉解剖因素：血管的静脉瓣较多、血管痉挛、静脉屈曲、静脉分支、结构变异、血管管径过细，等等。

（2）穿刺置管血管有静脉置管、静脉手术或静脉损伤史（如使用刺激性药物）导致的瘢痕或管腔缩窄。

（3）其他因素：疼痛、过度紧张导致静脉痉挛；穿刺鞘脱出静脉，病人体位不当，置管前长度测量有误等。

（4）已经存在的胸腔内或血管内留置器材的影响（心脏起搏器）、肿瘤压迫等。

2. 临床表现

置管过程中病人可出现不适表现；导管未推进到所需位置可没有临床表现；导丝不易撤回或撤回后发现有导丝打折或弯曲；不能抽到回血或不能冲洗导管；输注刺激性药物病人有疼痛、不适表现，冲洗导管时有发胀或发凉的感觉等。

3. 预防和处理

（1）插管前先了解清楚病人的有关信息：如胸腔内是否有肿瘤或肿块，已有的血管内留置器材，使用器材的既往史，并发症发生的既往史，手臂、肩膀、胸部的手术外伤史。

（2）选定血管后止血带再向上结扎一下可以了解更多血管情况，有条件或怀疑血管问题者可先进行穿刺血管的B超检查。

（3）在可能的情况下尽量选择贵要静脉穿刺。

（4）固定好穿刺鞘，使之不脱出血管。

（5）协助病人摆好体位。

（6）边推进导管边冲管，推进时动作须轻柔；推进过程遇阻力时可先后退，再向前推进导管，因导管可能进入侧支血管。

（7）耐心，并帮助病人保持舒适和放松；适当使用局麻药物。

（8）热敷穿刺肢体。

（9）借用血管扩张器、超声、放射显影等方法置管。

（10）置管后摄胸片可以确认导管是否推进到所需位置，并帮助减少相关并发症。

（二）导管移位

1. 原因

病人体位不当，病人血管变异；在头静脉穿刺置管，导管置入过浅。置入后有3%~12%的病人可自发移位。置入后导管自发移位的原因包括固定不佳、解剖因素、胸腔内压力增加、血管穿透伤等。

2. 预防

（1）置管时病人体位正确，穿刺侧肢体与身体成90°角。

（2）强化导管固定，使用胶布、免缝胶带、固定翼、缝合固定等方法，以减少导管的移动。

（3）尽量减少可能导致胸腔内压力增加的活动，如用力大便、提重物。

（4）最初即推送导管到达最佳位置。

（5）注意观察有没有导管移位的临床症状，如输注刺激性药物会出现某个局部的疼痛等，包括全手臂、肩膀、腋下、颈部、后背、胸部、颌面部、耳周。

（6）监测体外部分导管的长度是否发生改变：注意每次测量时的起始点要有效并且固定。

（7）定期做胸片检查。

3. 处理

（1）摆好病人的体位再行穿刺，当送管至肩部时，病人头转向穿刺侧并使下巴尽量贴近胸部。

（2）发生导管移位，可在导管室影像监测下将导管置入准确位置，但不能在无菌区已被破坏的情况下向病人体内推送导管；通过调整病人体位或活动、快速冲洗导管等方法，血流可能会将导管冲击到正确位置，如导管移位入颈静脉，病人取坐位并用生理盐水冲管可帮助导管复位。

（3）避免在头静脉穿刺置管，头静脉由于解剖原因，容易发生移位。

（4）导管置入足够深，使导管尖端达上腔静脉与心房交界处，避免导管置入后发生自发移位。

（5）导管移位不能纠正时，更换穿刺肢体或穿刺血管。

（三）误穿动脉、损伤神经

误穿动脉、损伤神经因穿刺过深或在同一部位反复穿刺所致。

预防及处理：避免穿刺过深或在同一部位反复穿刺；穿刺到动脉时立即拔针并局部加压 10～15 min 止血，必要时加压包扎止血；穿刺过程注意病人的感觉，如病人出现肢体触电感、麻木或感觉障碍病人突然肢体抽动等刺中神经的表现，应立即更换穿刺进血管位置或更换穿刺部位，避免损伤神经；B 超下置管可通过 B 超下观察并避开神经组织；神经损伤可给予神经营养药物并进行物理治疗。

（四）心律失常

心律失常因导管置入过深刺激心脏传导系统所致。

预防及处理：准确测量置管长度，避免置管过深；使用带心电监测的导管，及时纠正置管过深；使用导管尖端显示装置，置管时准确定位导管尖端。如果出现导管置入过深的心律失常，根据 X 线显示结果拔出导管使导管尖端至上腔静脉与心房交界处。

七、PICC 置管后的并发症及处理

（一）静脉炎

静脉炎分为机械性静脉炎、化学性静脉炎、细菌性静脉炎、血栓性静脉炎。PICC 置管导致的静脉炎多为机械性静脉炎。

1. 机械性静脉炎

机械性静脉炎通常发生于置管后 72 h 内，由 PICC 刺激或损伤血管内膜所致。

（1）临床表现：在穿刺点上方沿静脉走行的红、肿、疼痛，有时可以表现为局限症状，出现穿刺点上方局部的红、肿、疼痛及硬结，病人不敢活动肢体。

（2）原因：选择的导管过粗；送管速度过快，操作不熟练；穿刺侧肢体过度活动或不活动；导管材质过硬；在肢体的关节部位置管；原有血管损伤，如曾经使用化疗等刺激性药物。

（3）预防。

①及早选择并使用合适的血管通路器材，如需中长期化疗的病人及早留置 PICC。

②选择合适的导管，材质好的导管组织相容性好，机械性静脉炎发生的概率小，应避免选择材质过硬的导管。

③选择合适的血管留置，尽量选择贵要静脉置管；置入导管时匀速缓慢送管。

④穿刺部位以上肢体热湿敷：每次 30 min，每天 3 次，共 3～5 d。

⑤沿血管走向涂厚层喜辽妥软膏或如意黄金散。

⑥沿血管走向粘贴水胶体敷料至其自行松脱。

⑦抬高患肢，首日应减少穿刺肢体活动，有利于穿刺点愈合，次日应鼓励病人活动（握拳松拳）并完成自我日常生活活动，避免大幅度活动，活动量因人而异。

⑧B 超下置管：B 超下置管可减轻血管损伤，减少机械性静脉炎的发生。

⑨肘上置管不限制弯肘动作，肘下置管适当减少弯肘动作，躺卧时尽量避免压迫穿刺肢体。

（4）处理。

①静脉炎症状发生后，要抬高患肢，前臂置管病人避免肘关节活动，适当增加手指的精细、灵巧活动或握拳松拳动作。

②沿血管走向粘贴水胶体敷料。

③继续热湿敷、涂厚层喜辽妥软膏或如意黄金散等。

④机械性静脉炎经处理3天不缓解，可考虑拔除导管。

2. 化学性静脉炎

（1）原因：导管尖端位置不在上腔静脉内，输注刺激性药液损伤血管内膜所致；手套上的滑石粉黏附在导管上带入血管内刺激所致。

（2）预防及处理：保证导管尖端位置在上腔静脉中下段，冲洗干净手套上的滑石粉或使用无粉手套。其他处理与机械性静脉炎相同。

3. 血栓性静脉炎

由于血栓生成导致的静脉炎。

（1）原因：血栓性静脉炎的原因多种多样且相互作用，包括静脉内膜的损伤、血液流速减慢、血液高凝状态、导管材质过硬、管径过粗、病人自体免疫反应、导管头端移位、留置时间长、病人脱水等。

（2）临床表现：包括置管肢体穿刺点上下的肿胀，穿刺点渗液，经导管不能抽回血或不能冲管，输液速度变慢或停顿，发生在颈静脉的血栓性静脉炎病人头颈部出现不适，穿刺侧肢体可有麻或刺痛感，可出现心动过速等表现。

（3）预防。

①做好病人教育工作，尽早使用适合的血管通道器材，以免化疗药物对深部血管造成损伤。

②选择材质较软的导管；送管时动作应轻柔，以免损伤血管内膜。

③穿刺前先以生理盐水冲洗干净无菌手套上的滑石粉，以免送管时将滑石粉颗粒带入血管而引起血栓。

④正确指导带管肢体的活动，勿揉搓导管所在静脉的局部皮肤，避免摩擦损伤静脉内膜。

⑤确保导管头端在上腔静脉。

⑥有血栓史的病人，可遵医嘱使用低剂量抗凝血药进行预防，如口服华法林。

⑦选择肘上置管、B超导引下置管可减轻导管对血管内膜的损伤。

（4）处理：明确诊断后按置管后血栓及静脉炎处理方法进行处理。

①不要急于拔管，以免产生活动栓子。

②遵医嘱使用抗凝药或溶栓剂，如低分子肝素。

4. 细菌性静脉炎和导管相关性感染

中心静脉通道器材相关感染的发生率在普通住院病人中达3%～20%，在重症病人中的发生率比在普通病人中高2～5倍，与使用PICC相关的感染率为0%～5.2%。导管相关性感染的微生物主要有革兰阴性葡萄球菌、金黄色葡萄球菌、肠球菌、真菌等。

（1）原因：导管穿刺置管过程及导管使用、维护过程中无菌操作不严或任何环节被细菌污染均可发生导管相关感染。原因包括置管过程穿刺点污染、导管污染、导管接头污染、静脉滴注的药物被污染、血行扩散、导管的纤维蛋白鞘形成或血栓形成等。

（2）导管相关性感染的甄别。

①留置CVC 48 h后且正在使用血管内留置器材。

②出现导管相关性感染的临床表现：寒战/发抖、发热，低血压、休克，换气过度/呼吸衰竭，腹部疼痛、恶心、呕吐，突发性意识不清等。

③存在提示导管相关性感染的症状特点而没有其他明确的局部感染。

④穿刺点局部炎症表现甚至化脓。

⑤细菌培养为革兰阴性葡萄球菌、金黄色葡萄球菌、肠球菌、假丝酵母等。

⑥冲洗导管后立即发生发热或寒战。

⑦常规抗生素较难控制感染。

⑧一旦拔除导管，症状显著改善。

（3）CRBSI诊断。

① CRBSI诊断。

导管定量细菌培养和其他静脉抽取的血液培养分离到相同病原体，并且病人有血流感染的临床表现，如发热、寒战和/或低血压，而无明显的其他感染来源。

病人导管培养不能取得实验室证据，但如果拔取导管后全身感染征象好转，可认为是CRBSI的间接证据。

② CRBSI病原学诊断。

导管管尖培养，接种方法（半定量培养）为取导管尖端5 cm，在血平板表面往返滚动一次，培养24 h，细菌菌落数≥15 cfu/平板即为阳性。但要注意，因半定量培养在导管拔出时导管尖端可受到皮肤细菌污染影响其准确性。

从导管抽血定量培养，细菌菌落数≥100 cfu/mL，或细菌菌落数相当于对侧同时取血培养的5倍；或对侧同时取血培养出同种细菌为阳性。

（4）预防：实施预防导管感染措施群集较单独实施各个措施更有效。因此，在实施导管感染管理中，要实施所有的预防措施并保证措施的有效性。

①降低细菌沿导管生长的概率非常重要，因此，要固定好导管，必要时使用适当的缝合固定技术，防止导管在穿刺口自由进出并保持穿刺点及局部的无菌。

②置管、维护及导管使用中最大限度地做好无菌操作。

③妥善选择置管部位：如肘上穿刺置管较其他部位优。

④保持导管尖端适宜的位置、预防性应用抗凝药或给予溶栓治疗以降低血栓形成的危险，可减少导管相关感染的发生。

⑤必要时使用含预防感染设计或含抗菌物质的导管。

⑥选用高通透性的透明敷料贴，避免贴膜松脱或积汗，保证局部皮肤的无菌状态。

⑦限制使用输注TPN的导管输注其他药物，输注TPN或血制品的输液器要及时更换，至少每24 h更换。

⑧做好手卫生，减少对已留置器材的无谓触动，从而减少污染。

⑨有观点建议采用抗生素封管，常规局部应用广谱抗菌药膏可使假丝酵母等真菌的生长机会增加。

⑩选择合适的导管：满足治疗需要的前提下，选择管腔少、管径细的导管进行留置。

（5）拔除感染导管的管理。

①有观点认为，若白细胞升高和/或发热，即使没有局部发红、肿胀、疼痛或分泌物也应拔管。

②抽血送培养：外周取血和经由导管取血定量培养，阳性者拔除导管。

③血培养呈阳性，且找不到其他感染源，而病人感染症状持续，应拔除导管。

④虽无全身症状，但穿刺点有发红、变硬、疼痛、渗出物，经局部处理无效者应拔除导管。

⑤有发生蜂窝织炎或菌血症的趋势，应拔除导管。

（6）计算导管相关感染率的方法：（感染导管数×1 000）/所有病人留置所有导管的总天数＝每1 000个病人导管留置日内感染率。

（二）静脉血栓形成

血凝块影响到血液循环时称为血栓形成。血凝块的形成与脓血症有密切关系。与导管相关的血栓形成发生率为3%～70%。通过造影检查证明28%～54%的病人有部分或完全的中心静脉内血栓形成，其中高达70%的病人伴有导管移位。血栓形成对病人的影响差别很大，从丝毫没有影响到威胁病人生命。PICC导致静脉血栓的主要并发症包括肺栓塞，导管相关性感染，可能加重凝血功能异常或血小板减少、反复发作并形成后遗症等。

1. 原因

病理学家 Virchow 提出的关于血栓形成的三个病理因素包括血管壁受损或炎症、血流速度减慢和血液高凝状态。PICC 置管后血栓形成的原因比较复杂，可能与下列因素有关：血管内膜受损，促进血栓形成因子的释放，并导致凝血因子的集结；导管固定不良；导管移位；导管末端位置不理想等。

2. 临床表现

（1）表浅静脉血栓形成可出现疼痛、发红、肿胀、静脉条索状改变等临床症状。

（2）大静脉内血栓在未完全堵塞前通常无临床症状，故较难诊断。

（3）大约 6% 的病例会最终彻底堵塞血管。

（4）血栓部位的整个手臂、腋部、肩膀、颈部、胸部、后背、耳周、颌面部可出现下列症状：疼痛、颜色改变、肢体肿胀、皮肤温度改变、侧支静脉扩张、液体自穿刺点处回漏、麻痹或刺麻感。颈内静脉血栓形成可出现神经学方面的表现或症状，如头痛、视觉紊乱、视盘水肿、恶心、呕吐、癫痫发作。

3. 预防

（1）根据血管粗细，选择能满足治疗需要的最细规格的导管。

（2）选择由不易生成血栓的材质做成的导管。

（3）穿刺过程中尽量减少对血管内膜的损伤，避免在同一血管反复穿刺。

（4）对易于生成血栓的病人考虑预防性的应用抗凝药。

（5）保持导管末端在合适的位置。

（6）经常评估病人情况对早期发现血栓形成很有必要。

（7）非药物预防包括适当的肢体活动（日常生活尽量自己完成）、锻炼（握拳、松拳）、补充充足水分等。

4. 处理

血栓生成的处理应根据临床症状和病人的全身状况，评估导管是否能继续使用，可进行溶栓治疗、抗凝血治疗或拔除导管。

5. 抗凝血治疗的原则

（1）对出血的风险进行充分的评估，不建议预防性进行抗凝血治疗。

（2）使用药物：急性上肢深静脉血栓（Upper Extremity Deep Vein Thrombosis，UEDVT）累及腋静脉或更近端静脉者，需要马上使用低分子肝素针、磺达肝素针、普通肝素等非口服抗凝血药物治疗；急性 UEDVT 累及腋静脉或更近端静脉者，使用低分子肝素或磺达肝素的效果比普通肝素好；急性 VEDVT 累及腋静脉或更近端静脉时，单独抗凝治疗优于溶栓治疗。

PICC 相关的 UEDVT 病人如果没有拔除 PICC，抗凝血治疗需要持续到 PICC 拔除时。

（3）若明确静脉血栓与 PICC 相关，PICC 还有作用且需要继续使用，则无须立即拔除，可进行溶栓治疗并继续使用 PICC，定期检查溶栓治疗的结果，及时调整治疗的方案。

（三）纤维蛋白鞘形成

置管后几小时内就可能出现一种不能溶解的蛋白质紧紧贴附于导管表面的现象。发生纤维蛋白鞘的概率高达 50%～100%，漂浮在导管末端的尾状纤维蛋白可致导管回抽困难。纤维蛋白鞘可阻碍输液，致所输注液体回流，穿刺点渗液；纤维蛋白鞘可成为细菌生长的培养基而引发感染。

1. 原因

导管置入深度不足是其中的一个主要原因。

2. 预防及处理

适当增加导管冲洗的频率和速度，使用肝素生理盐水封管，使用尿激酶溶解附于导管开口处的纤维，穿刺点渗液严重时考虑拔除导管。

（四）导管断裂或破损

1. 原因

导管置入前需要用生理盐水进行预冲，没有预冲导管，撤导丝时可划伤导管；普通胶带直接粘贴在导管上；非耐高压 PICC 用高压泵推注或使用 10 mL 以下注射器快速注射致导管损伤；用镊子送导管时损伤导管；损伤的导丝划破导管；导管固定不当，弯肘时使导管打折，导致导管体外端破损；置入前被针、刀、剪等锐器损伤；使用频谱治疗仪照射穿刺局部时热损伤导管体外端；置管后固定纱布胶带切割导管等均可损伤导管。

2. 预防与处理

避免引起导管断裂或破损的所有原因。后修剪导管体外部分破损或断裂可进行导管修复；体内部分发生断裂时，应立即用手指按压导管远端的血管或立即于上臂腋部扎止血带，病人制动，即行静脉切开术，取出导管；导管体内部分破损发生渗液，可根据具体情况修复导管、原位更换导管或拔除导管。

（五）穿刺点感染

穿刺点感染表现为局部红肿、疼痛、脓性分泌物等。

1. 原因

包括无菌操作不严、局部出血或潮湿后不及时更换敷料、未按规定时间更换敷料或病人免疫力低下。

2. 预防及处理

（1）置管及维护要严格无菌技术操作。

（2）每天观察穿刺局部并按要求及时更换敷料，夏天适当缩短敷料的更换间隔时间。

（3）出现穿刺点局部感染时，要及时就诊，局部有脓性分泌物要把分泌物尽量挤出，局部用碘附湿敷 15 min 后，穿刺局部用银离子敷料（优拓）覆盖，再视渗出多少选择纱布敷料或透明敷料覆盖。

（4）局部热敷促进吸收及炎症消退。

（5）导管良好固定，防止导管移动导致的感染。

（6）必要时遵医嘱给予抗生素治疗，加强局部换药并使用抗菌敷料，取局部分泌物细菌培养并使用敏感抗生素。

（六）疼痛

1. 原因

静脉炎、静脉血栓形成、感染等均可导致局部或穿刺侧肢体疼痛，置管后肢体不活动、僵直也可以引起肢体疼痛、肿胀。

2. 预防及处理

避免静脉炎、静脉血栓形成、感染等原因，做好病人宣教，教会病人置管后如何活动；置管后立即让病人示范肢体活动的动作，如穿衣、扣扣子，消除病人不敢活动的心理。

（七）导管堵塞

导管失去功能中超过 40% 发生于导管堵塞。导管堵塞分为血凝性堵塞或非血凝性堵塞，血凝性堵塞可通过溶栓治疗再通导管，非血凝性堵塞一般由有配伍禁忌的药物沉积所致，很难再通导管，所以更要注意防范。

1. 导管阻塞的表现

（1）血凝性堵塞：部分或全部回抽或注入困难；部分或全部堵塞，伴有疼痛、水肿和/或静脉扩张，提示需行造影检查确认有无导管腔外的血凝（血栓形成）；输液泵持续高压报警；堵塞可以突然发生，也可能是持续加重。

（2）非血凝性堵塞：在输入不相容药物后突然发生的堵塞或阻力增加；缓慢加重的堵塞通常提示脂类物质沉积；注射泵总是高压报警；导管堵塞症状与溶栓治疗无关或对溶栓治疗没有反应；拔除的导管腔内可以看到有沉淀物。

2. 原因

（1）血凝性堵塞原因：静脉血管内膜损伤、导管末端位置不正确、导管移位导致血栓；导管维护不当，冲洗导管不充分；病人高凝状态；胸腔内压力增加等。

（2）非血凝性堵塞原因：导管维护不当，未按要求正确冲封管；导管输注的药物配伍禁忌，导致药物沉积；输注黏稠药液，如脂肪乳剂而未及时冲管引起管腔阻塞。

（3）纤维蛋白鞘形成。

（4）导管打折等。

3. 预防

根据病情需要选择合适的静脉穿刺置管（如需要长期使用拐杖的病人可选择置入输液港或头静脉置管）；选择适宜的PICC，如三向瓣膜式导管有助于预防血液回流管腔内；置管后常规做X线胸片检查，确定导管尖端位置正确；没有禁忌证的病人可预防性使用华法林等抗凝血药；尽量减少穿刺时静脉内膜的损伤；采用正确的冲封管技术及正确的冲管频率（冲管间隔时间以保持导管通畅为前提，可以24 h、12 h或8 h冲管一次）；注意药物间配伍禁忌，输注两瓶药液间要用生理盐水冲管；如果发现输液滴速减慢，可用75%乙醇2 mL注入导管内，停留20～30 min后抽出至见回血弃去，立即用20 mL生理盐水冲管，可以帮助清除导管内沉积的脂肪乳；输注脂肪乳剂要定时冲管；定期复查胸片，确定是否发生导管移位；尽量减少可能导致胸腔内压力增加的活动。

4. 处理

（1）检查导管是否打折，病人体位是否恰当，确认导管尖端位置正确。

（2）用10 mL注射器缓慢回抽，抽出血凝块，不可用暴力推注，以免导管破裂造成导管性栓塞。

（3）根据堵塞程度进行处理。

①不完全堵塞：速度减慢的初期，及时用生理盐水以脉冲方式冲管；脉冲冲管无法缓解，用5 000 U/mL尿激酶，注入1 mL，保留30 min，回抽后弃去，立即用20 mL以上生理盐水以脉冲方式冲管。

②完全堵塞：进行负压再通。

（4）通过B超或血管造影确定是否存在导管移位、导管损伤、导管外的血管堵塞（血栓或纤维蛋白鞘形成）等，以确定后续的处理。

（5）利用负压注射技术冲洗导管使导管再通。

（6）导管再通失败时拔管或重新置管。

（7）碳酸氢钠、盐酸可分别用于酸性或碱性药物导致的导管内半堵塞或堵塞。

（八）导管脱出、移位

导管脱出、移位可造成导管尖端位置不正确，导管感染等并发症。

1. 原因

导管固定不牢，更换敷料时带出导管，穿刺点在关节部位。

2. 预防及处理

正确固定导管，可使用固定翼或思乐扣加强导管固定；使用透明敷料固定导管，导管必须完全固定在透明敷料内，敷料发生松脱应及时更换；更换敷料应使用正确的方法，防止导管带出体内；告知病人避免做易导致导管脱出的动作，如用力甩臂、开摩托车，发现导管固定敷料松脱应立即回医院处理。

（九）穿刺点渗血

1. 原因

穿刺损伤；病人有出血倾向；抗凝血治疗的病人；穿刺点选择不当，如靠近关节部位穿刺；穿刺部位活动过度，穿刺针直刺血管等。

2. 预防及处理

选用合适大小的穿刺针，穿刺点应避开关节部位，穿刺时避免直刺血管，最好在皮下潜行一段再进血管，肘上置管病人置管后24 h内减少屈肘活动；穿刺点可用吸收性明胶海绵或凝血酶原覆盖并用弹力绷带加压包扎6 h，但要注意不要太紧，以免影响穿刺肢体的血液循环，穿刺后第一个24 h用纱布加透明敷料固定导管；第一次更换敷料时，用吸收性明胶海绵固定针眼，并用透明敷料固定，从而牢固固定导管等。

（十）穿刺点渗液

1. 原因

纤维蛋白鞘形成或静脉血栓形成、导管体内部分破损、穿刺损伤淋巴管或病人对导管产生排斥反应。

2. 预防及处理

通过B超或血管造影明确渗液原因，纤维蛋白鞘形成或静脉血栓形成可进行溶栓处理；导管体内部分破损可根据情况修复导管或拔除导管，其他原因引起的可根据输液多少选择纱布敷料、纱布加透明敷料或藻酸盐敷料加透明敷料固定导管。

（十一）皮肤问题

穿刺局部接触性皮炎、皮炎或过敏。

1. 原因

表皮损伤，病人皮肤对敷料、消毒液过敏或化疗药引起的全身性皮炎。

2. 预防及处理

（1）及早处理皮肤问题非常重要，告知病人皮肤出现痒、皮疹时要及时就诊，及时处理。

（2）选择刺激性小的消毒剂进行皮肤消毒，待干消毒液再粘贴透明敷料。

（3）对易于过敏的皮肤使用皮肤保护剂保护皮肤，选择通透性高的透明敷料或水胶体敷料。

（4）出现皮疹的皮肤在消毒皮肤后用无菌生理盐水清除消毒液，再选择局部外涂抗过敏药膏（药膏尽量避免涂在穿刺口上），并用纱布敷料固定或纱布加透明敷料固定，每48 h更换直到皮疹消退，单纯纱布固定时须注意避免导管脱出。

（5）严重者可缝合固定导管并用纱布覆盖，每48 h更换纱布敷料。

（十二）导管拔除困难

7%～12%的PICC拔除困难是由静脉收缩所致。所以，当拔管遇到阻力时，应立即停止，不可强行拔管。可通过局部热敷、给予热饮料等帮助扩张血管或暂停一段时间再行拔管。拔管困难还可能与血栓形成相关。因此，遇拔管困难且怀疑静脉血栓形成者，不可按摩置管血管，以免血栓脱落造成栓塞；最好对置管血管进行B超检查或造影检查，以确定是否存在静脉血栓。

1. 原因

以下原因均可导致导管拔除困难。

（1）导管置入时间过长和静脉壁发生黏附。

（2）静脉炎、血栓性静脉炎、静脉痉挛、化学药物对静脉的刺激等可导致静脉血管狭窄而致导管拔除困难。

（3）感染、静脉蜂窝织炎，由于软组织炎症引起肿胀导致拔管受阻。

（4）输注冷注射液导致血管收缩痉挛。

（5）病人的情绪变化如害怕、紧张可导致血管痉挛。

（6）导管壁与血管壁移动方向相反。

2. 预防及处理

（1）由血管痉挛导致的拔管困难可先消除相关原因再拔。典型的痉挛是由于静脉壁受某种因素激惹而引起的。这种痉挛不会持续很久，最终会松弛下来。

（2）在拔除有阻力的导管之前或病人感到拔管时有尖锐的疼痛，应用X线探知导管目前位置。

（3）拔管时应稍用力但用力要均匀。

（4）对静脉部位进行20～30 min的热敷解除痉挛后再尝试拔管。

（5）如果第二次拔管还有阻力，应将导管固定好12～24 h后再次尝试拔管，或对置管血管进行B超检查，以排除相关血栓。

（6）有文章报道，成功地拔出遇到阻力的导管可采用注射温热盐水后5～15 min拔管的方法（热盐水可使静脉松弛，增加静脉直径，从而增加导管周围的静脉血流）。

（7）导管拔出困难禁忌按摩穿刺肢体，防止血栓性导管拔除困难致血栓脱落造成栓塞。

（8）试图强行拔除导管可能加重血管收缩和/或导致导管断裂，形成导管栓塞。

（9）必要时考虑手术取出。

八、PICC 置管病人的健康教育

由于 PICC 留置时间一般较长，病人参与对导管的安全使用非常重要，因此，要对病人进行相关的反复的健康教育，并为病人提供教育内容的文字资料或相关网页，直到病人完全掌握。健康教育要达到以下目标：导管留置期间不脱出、不潮湿，按时到具备相应技术条件的医疗机构进行维护护理，出现相关并发症能及时到医疗机构进行处理。

（1）关于洗澡：PICC 置管后可以洗澡，须在敷料上先裹上小毛巾，再用保鲜膜包裹，水不能直接冲淋穿刺局部，若敷料潮湿应及时到医院更换。

（2）避免导管外滑和受伤。

①为了避免导管外滑，敷料固定一定要牢靠。当敷料松动、脱落时要及时更换，同时避免外力牵拉管道，穿衣时先穿穿刺侧手臂，脱衣时相反，平时可用弹力网套保护。儿童病人要教育其不要玩弄或牵拉导管。

②为了避免管道受伤，要特别注意线头的切割，告知病人护士在更换敷料的时候会把管道全部包裹在敷料中。

（3）病人活动知识的介绍。

①肘上置管后 24 h 内减少穿刺侧手臂的屈肘活动，避免穿刺侧手臂用力过度，可握拳（至少每天 3 次，每次 100 次）和进行日常生活活动，以促进穿刺侧上肢血液循环。有出血倾向的病人，伤口停止出血前应减少活动，以后正常活动。应保持肢体的正常活动，如不动反而会增加静脉炎的发生率。睡眠时避免压迫穿刺肢体，可用软枕垫高。

②避免提重、举高、用力甩膀活动，避免游泳、泡澡。

③日常生活、工作不受影响。

（4）出现以下情况须立即告知护士。

①置管后 24 h 内，为了减少伤口的出血，局部加压包扎，出现伤口出血较多、手臂手指发胀、麻木、皮肤颜色发紫、苍白等异常情况。

②伤口、手臂：红、肿、热、痛、活动障碍。

③敷料：污染、潮湿、松动、脱落。

④导管：漏水、脱出、折断等。

（5）如有任何不适请及时到医院处理，在医疗机构进行导管维护。

（6）减少伤口感染：保持穿刺局部清洁干燥，按要求定时维护导管，一般每周 1～2 次。当出汗多、穿刺局部发红时要增加换药次数，敷料松动脱落时要及时更换。

（7）避免导管堵塞：按要求定时维护导管，避免增加胸膜腔内压的活动，如提较重的物体；起床或上厕所时，要注意使输液抬高，如发现有回血或输液减慢，及时通知护士处理；输注完黏稠的物质如营养液、蛋白、血制品后，如输液速度减慢，及时通知护士处理。

九、PICC 使用的注意事项

1. 护理重点

（1）使用前先注入 10 mL 生理盐水确认导管通畅，如无特殊需要，可不抽回血，以免发生导管堵塞。

（2）每次输液后用 20 mL 生理盐水以脉冲方式冲洗导管，并正压封管。

（3）输血、抽血、输注脂肪乳等高黏滞性的药物后立即用 20 mL 生理盐水以脉冲方式冲洗导管后再接其他输液。

（4）冲管必须用脉冲方式，并做正压封管，不应用静脉点滴或普通推注方式。

（5）禁止使用 < 10 mL 的注射器冲管、给药，不可用暴力冲管，以免造成导管的损坏。

（6）可以使用此导管进行常规的加压输液或输液泵给药，但不应用于高压注射泵推注造影剂。

（7）换药过程严格无菌操作，将透明敷料贴到连接器翼形部分的一半处固定导管，使导管体外部分完全包于贴膜的无菌的保护下，禁止将胶布直接贴于导管体上。

（8）换药时应严格观察并记录导管刻度，自下而上小心拆除原有贴膜，避免牵动导管，严禁将导管体外部分移入体内。

（9）应经常观察输液速度，如发现流速减慢应及时查明原因并妥善处理。

（10）PICC 为一次性医疗产品，严禁重复使用。

2. 携管注意事项

（1）保持局部清洁干燥，不要擅自撕下贴膜。贴膜有卷曲、松动或贴膜下有汗液时，应及时请护士遵照标准程序更换。

（2）携带 PICC 病人可以从事一般性日常工作、家务劳动、体育锻炼，但须避免使用这一侧手臂提过重的物体，不用这一侧手臂做引体向上、托举哑铃等持重锻炼，同时避免游泳等会浸泡到无菌区的活动。

（3）携带此导管的病人可以淋浴，但应避免盆浴、泡浴。淋浴前，应用塑料保鲜膜在肘弯处缠绕 2~3 圈，上下边缘用胶布贴紧；淋浴后检查贴膜下有无进水，如有进水，应请护士按操作规程更换贴膜。

（4）携带三向瓣膜式的 PICC 病人在治疗间歇期内应每 7 d 对 PICC 进行冲管、换贴膜、换肝素帽等维护。携带末端开口式的 PICC 病人须每 3 d 冲管，注意不要遗忘。

（5）注意观察针眼周围有无发红、疼痛、肿胀，有无渗出，如有异常应及时联络医生或护士。

（6）如因为对透明敷料过敏等原因而必须使用纱布敷料时，应每 48 h 更换。

（7）家长应嘱咐儿童病人不要玩弄导管的体外部分，以免损伤导管或把导管拉出体外。

（8）出院后若不能回置管医院进行维护、治疗时，请到当地的正规医院，由指定的专业护士维护、治疗。

3. 如果出现以下情况请及时到医院寻求帮助

（1）伤口、手臂：出现红、肿、热、痛、活动障碍。

（2）穿刺口处有渗液、分泌物、化脓等。

（3）敷料：出现污染、潮湿、翘起、脱落等。

（4）导管：出现漏气、漏水、脱出、折断等。

（5）输液时：听见"嗖嗖"声、注射时疼痛、输液停滴、缓慢等。

（6）注意观察体温变化，如持续高热，应及时通知医生。

十、新生儿 PICC 置管操作及护理

（一）血管的评估及选择

根据新生儿的血管特点及可穿刺血管情况，对新生儿的血管进行评估及选择，首选贵要静脉，次选肘正中脉、头静脉、手背静脉、大隐静脉、足背静脉。

（二）操作前准备

（1）患儿评估：体重 1.5 kg 以下、住院 2 周以上、生命体征稳定、血管条件适合（可视）、局部皮肤无感染和损伤、患儿有一定耐受程度等。

（2）实验室检查无凝血常规异常。

（3）家属已签署手术同意书。

（三）器械与物品准备

（1）1.9 Fr 规格的 PICC 包 1 套、肝素帽 1 个、辅助包、透明敷贴 1 块、生理盐水（肝素盐水：10 U/mL）、手套、无菌持物钳等。

（2）抢救车、吸氧设施。

（3）带心电、呼吸、经皮测血氧饱和度监护功能的监护仪器。

（4）消毒用品：0.5% 聚维酮碘、75% 乙醇。

（5）灭菌换药包（棉球、止血钳、弯盘）或专用置管包。

（四）患儿准备

（1）置患儿于已预热的远红外线抢救台上。

（2）连接血氧饱和度监护仪器。

（3）做好吸氧准备。

（4）备好抢救用物。

（五）操作步骤

（1）开辅助包取量尺测置管长度，患儿舒适平卧，手臂外展90°，稍抬起平患儿胸廓，从穿刺点起，沿血管走向达右胸锁关节下折0.5～1 cm。

（2）测双侧臂围：患儿肘部横纹肌上3 cm，绕上臂1周。

（3）操作者应洗手、戴手套、穿手术衣，在助手辅助下取出导管、穿刺针、治疗碗、敷料、肝素帽、吸取生理盐水20 mL、裁剪孔巾和小纱块。

（4）连接上肝素帽。

（5）按测量结果裁剪导管并排气（预冲导管）（建议：视患儿血管情况决定裁剪时机，避免更换穿刺部位导致导管长度不合适）。

（6）由助手打开换药包，先用75%乙醇棉球清洁皮肤3次，再用0.5%聚维酮碘棉球消毒皮肤3次。

（7）消毒范围：以穿刺点为中心上至肩胛腋窝，下至手掌指缝、指尖。

（8）消毒时，操作者戴无菌手套固定病人肘部位置。消毒完毕，无菌方法铺无菌巾在患儿手臂下，并铺上孔巾。

（9）扎止血带，明确血管位置。

（10）穿刺者持穿刺针进针，穿刺点置低于心脏水平线（帮助血管充盈），在肘窝下1～2横指处进针，穿刺针与皮肤成20°夹角，在血管上方进针（避免直刺血管），有血液自穿刺针尾端流出时，穿刺针进针角度改为15°角送针。

（11）固定针芯，送外套管拔出针芯。注意穿刺针避免移位，见回血后松开止血带，导管自导引套管末端缓慢送入静脉。注意体位摆放：送管至肩部时使病人头部转向插管侧，下颌紧贴胸壁，用镊子每次以0.3～0.6 cm的速度将导管送进至预定长度。

（12）穿刺者左手食指按压导管穿刺口上方，右手退出导引套管至皮肤外。

（13）助手退出导引套管至患儿皮肤外并劈开取走，用生理盐水正压匀速封管，并以脉冲方式封管。

（14）助手协助清洁血迹。

（15）穿刺口以小纱块适当压迫止血。

（16）用无菌胶带固定圆盘，外露部分导管呈S形摆放，用透明敷贴覆盖。用一条胶带横向固定圆盘，使导管接肝素帽部分固定良好。

（17）置管术后拍X线确定PICC尖端位置，理想位置为$T_{3\sim5}$间。

（18）记录患儿置管时间、置管肢体、穿刺血管名称、置管长度、置管时的情况、患儿臂围、PICC名称。

（19）填写各种相关表格。

（六）新生儿置管常见问题及处理

1. 穿刺困难

原因一：患儿低体温或穿刺侧肢体消毒后温度下降。

处理方法：加强保暖，等待患儿复温且血管充盈后再行穿刺。

原因二：患儿早期水肿。

处理方法：建议缓后等待穿刺时机。

原因三：患儿血管细小或血管受到破坏。

处理方法：患儿出生后早期首先留置脐静脉导管，保护外周血管。

2. 送管困难
（1）原因：血管选择不当、血管细小或血管痉挛。
（2）处理方法。
①首选右贵要静脉，少选头静脉，提高置管成功率。
②送管过程中适当改变患儿手臂的角度（功能位）。
③边推注生理盐水边送管。
④遇到血管痉挛患儿暂停送管，按摩患儿穿刺侧肢体血管。
⑤重新选择其他血管。

3. 导管移位
多见于移位至患儿对侧锁骨下静脉、颈外静脉、腋静脉等。
（1）穿刺时导管位置的判断技巧。
①若导管顺利送到预定长度，抽回血快、量大，位置基本正常。
②若送管不顺利，无法或艰难送到预定长度，回抽没见回血或回血量少，可疑移位。
（2）处理方法。
①操作过程中怀疑移位，当即外拔导管重新送入。
②不要撤离无菌区，用无菌巾保护无菌区域，立即拍X线定位，若发现导管移位，立即调整位置。
③延后证实导管移位处理：上肢静脉置管者外撤至锁骨下静脉，颞浅静脉置管者外撤至颈外静脉，只当外周静脉使用，控制渗透压及药物性质，注意观察周围皮肤渗漏情况，必要时随时拔管。

4. 穿刺部位难以止血
（1）原因：患儿血小板异常、出凝血时间异常。
（2）处理方法。
①按医嘱使用止血药、血制品等。
②使用吸收性明胶海绵压迫穿刺口止血。

5. 罕见的心律失常
快/慢。
（1）原因：送管时导管进入心脏。
（2）处理方法：将导管拔出少许，使其终端不在心脏内，严密观察心率。

6. 导管堵塞
同成年人。

7. 导管相关感染
同成年人。

8. CRBSI
同成年人。

9. 导管体外部
同成年人。

10. 罕见的导管体内断裂
同成年人。

第二节　门诊输液治疗

现代医疗机构中采用门诊输液治疗的病人越来越多。有调查发现，就诊人群中市区病人91.7%有输液史，85.7%的病人输液时有家人陪伴。因此，医疗机构门诊输液室的区域不断扩大，门诊输液护士的工作量也不断增长，在门诊发生输液问题也时有报道。门诊是开展输液治疗的重要环境，必须重视门诊输液病人的生理及心理，提供优质的护理服务。

一、门诊输液的环境和流程

（一）门诊输液的环境

一般在门诊走廊的一端设一个集中宽敞的输液区域，有醒目的标识和路牌指引，方便各专科门诊病人寻找。输液区域与抢救室相邻，一旦病人发生输液反应可立即从专用抢救通道进入抢救室，得到及时的救治。

门诊输液区面积应根据每日门诊输液人数确定，并有较大的扩展空间，以应对春秋流行病季节或突发公共卫生事件时突然增大的门诊输液量。门诊输液区按功能分为接诊区、操作室、穿刺区、输液区和观察室5个区域。

入口处有接诊区，有适量候诊椅，供应开水，墙上挂有输液程序、卫生宣教等宣传栏，有条件时安装电子屏幕，显示候诊病人的姓名。

操作室设无菌操作台、药柜及冰箱等，有空调或空气消毒装置，相对区分清洁区和污染区。墙上挂有操作常规和工作制度等，常备应急物品和药品等，方便护士接待病人、查对医嘱和配制输液药物等。

穿刺区用于进行有创性穿刺，尤其是儿童病人在专门的区域进行有创性操作，既有利于无菌操作的环境安全，也避免了对病人、家属和周围人群的心理刺激，还有助于减轻护理人员在众人面前操作的心理压力。

输液区分大厅和病室两种类型，输液大厅有整齐编号的座位，宽敞明亮，空气清新，冬暖夏凉。天花板上安装输液架轨道，减少输液区地面障碍物对病人或护理人员的影响。建立输液通道后的轻症病人由护理员引导选择座位，输液大厅播放柔和轻松的背景音乐，以缓解病人焦虑紧张的心情；在不同的角度安装大屏幕电视，循环播放健康教育节目；报架上有报纸、杂志和宣传单供病人阅读，护理人员还可适时地介绍健康教育知识和医院的服务信息。

输液区内有2～3间观察室，有适量的病床或诊床供病人卧床输液，各室用玻璃间隔，室内天花板设轨道输液挂钩，床位标志鲜明，床与床间隔>1 m，病床和被服应足够病人使用。墙上挂有输液注意事项及卫生宣教栏，有空气消毒装置。为营造安静舒适的输液环境，病室内的电视或音响应独立开关，病人可根据需要播放。护理员应定时巡视，观察病情，解决输液病人饮水和排便等生活需求。

根据爱婴医院的管理要求，门诊输液室应设立母婴输液区，适当遮挡，方便母亲哺喂婴儿。另外，输液大厅还应留有足够停放平车、轮椅的空间，方便不宜搬动的病人直接在平车或轮椅上输液。在输液区一侧应设有饮水设备和卫生间，为病人提供冷、热开水和免费的一次性水杯。在输液中心的角落有放置医疗废物的容器，清洁工随时清理，保证输液环境的洁净、整齐。

（二）门诊输液的流程

科学的输液流程操作将有助于护理人员杜绝工作缺陷，提高工作效率和服务质量。医疗机构医院信息系统医生工作站开通后，将大大改善门诊输液流程，使程序得到最大的优化，以最简便的手段、最短的等候时间、最少的中间环节争取最佳的护理服务效果。

1. 输液医嘱的传输

医生输入病人输液治疗的医嘱，通过计算机传输到收费处、药房配液中心或门诊输液室，计算机打印输液单，配药护理人员根据医嘱配制液体，输液护士根据医嘱再次查对后给病人使用。

2. 输液座位的智能化管理

候诊区的电子屏可模拟输液室平面图，以不同颜色区别输液座位的使用情况（红色代表占用座，黄色代表预约座，绿色代表空座，紫色代表化疗座），供病人根据个体的情况选择合适的座位。输液结束后，护士在输液区轻轻点击电子显示屏上的座位号，即由红色变为绿色，供下一位输液病人选用。

3. 输液工作量统计

计算机将根据输液医嘱和输液座位使用情况等自动统计每日每位护理人员的工作量、液体和药物用量、病人情况及对输液区设备使用情况等信息，以便总结分析，改善输液工作流程，提高服务质量。

二、门诊输液的安全与质量

(一)门诊输液安全防护

与住院病人相比,门诊输液室在输液环境管理、病人管理以及护理行为管理上都存在较大的难点。

1. 门诊输液室环境安全管理

国家卫生部的医院消毒标准要求,输液室、普通病房的空气细菌总数应≤500 cfu/m³。然而,门诊输液室是一个开放的治疗环境,人员聚集且流动性大,空气中悬浮着大量的尘埃、飞沫等微粒,严重影响了输液室的空气质量。自然通风是降低室内空气污染的最简便有效的措施。自然通风通过对流换气持续30 min可以显著减少空气中微生物的含量,降低室内CO_2及废气的浓度。因此,应于每日输液前30 min完成集中清扫,持续开窗通风,以保持空气清新。春、夏、秋季室内外温差小,气流速度慢,有条件时室内持续开窗或每天开窗通风累计2 h以上,能持久降低室内空气中的菌落数。冬、春季呼吸道疾病高发,室内外温差大,室外气流速度快,定时开窗能有效降低单位体积内空气中的菌落数。无法长久开窗通风时可采用分区处理,即在输液病人比较少的时段轮流开窗。还可采用紫外线照射、臭氧离子或喷洒清新剂等方法消毒;有条件的操作室应安装百级洁净操作台配制液体,以减少环境污染对输液安全的影响,从而保证静脉用药的安全性。

2. 门诊输液的查对制度

由于门诊输液药物直接由病人领出带到输液中心,个别病人还可能带来外院的药物要求输注,加之门诊输液工作量大,高峰时段集中,给查对工作带来了诸多困难。因此,很多病人在看到输液区护士繁忙的工作场面、众多的输液病人后,不禁会担心护士是否会加错药、打错针。据调查,100%的病人要求输液用药的准确无误。对此,护士应实施输液告知制度,在接药时,护士告知病人输液程序,消除思想顾虑;采用收费处计费、药房发药电脑联网的方式打印输液单,尽量减少人工手抄单操作造成的失误。护士严格执行"三查七对"和用药常规,每份治疗单从交药到输液注射都应经过排号、配药和注射三位护士的认真查对医嘱和药品,尤其是遇到陌生的特殊药物。发现问题应仔细询问病人的药物过敏史、用药史,必要时直接向医师核对医嘱,防止发生护理缺陷。治疗室张贴"你注意查对了吗?"红色警示牌,提醒护士执行"三查七对"。另外,输液室座位和床位都应醒目编号,安排病人固定座位或床位,若输入多批液体,加药时应注明座位号或床号,字迹要清晰端正,便于注射护士核对,减少因字迹潦草所致的护理缺陷。若发生因医嘱书写不清楚、发错药等问题时,护士应亲自与相关科室联系,而不要让病人或其家属来回奔波进行调换处理,造成不满,引发纠纷。为了方便病人,输液室可增设晚班,就地完成病人的治疗后再下班,尽量不要将带着液体的病人移交给另外区域的护士。

3. 药物不良反应管理

护士应熟练掌握较多专科的药理学知识,积累较丰富的多专科用药知识和处理药物不良反应的能力。输液区内备有急救物品和药品,随时抢救发生药物不良反应的病人。根据国家卫生部关于预防药物不良反应的规定,输液中发生了药物不良反应,护士除了立即通知医师,配合抢救病人,安抚家属外,还应该及时封存液体、输液器具,保存证据,报告护士长和科室药物不良反应监督员,配合处理。

4. 门诊输液的医疗废物污染与职业防护

门诊输液区域内空间有限,人员流动性大,病种复杂,治疗药物品种多,每天可产生大量的医疗废物,不仅有液体容器、药瓶、消毒棉签、针头等输液器材,还可能有病人的血液、呕吐物、分泌物、饮食、饮水包装或其他废弃物。部分可能存在播散病原菌的医疗废物。应加强监管输液室废弃物,张贴医疗废物处理流程,做到可视化管理,随时指导护理人员和病人及其家属正确处理废物。护士长指定专人每天检查,医院感染控制科每月抽查,发现问题应及时反馈,并提出整改措施。应重点培训护理人员处理门诊环境中医疗废物的相关技术,正确分类、注意职业防护和发生锐器意外刺伤后的应急处理程序。利用电视、录像、宣传画册等向病人及其家属进行宣传,使他们了解医疗废物传播疾病的危害性,以及随地吐痰、丢弃垃圾、吸烟等不良习惯对自己和他人的影响,自觉配合医护人员维护门诊输液环境的清洁卫生,将废弃物丢入污物桶。

(二)改善门诊输液服务质量

1. 重视解决门诊输液病人等候问题

行为科学家研究发现,无序排队是导致客户流失的主要原因之一。当等候超过 10 min,病人开始急躁;超过 20 min,病人表现出厌烦;超过 40 min,病人可能因恼火而离去。若等候时出现插队现象,可能还会引发医疗纠纷。门诊就诊环节多,病人经过挂号、候诊、分诊、诊病、缴费、检查、查询结果、取药,然后来到静脉输液室,等待已经使他们非常厌烦了。

输液室护理人员应充分理解病人的心情,掌握病人等候的心理,从多方面优化输液操作流程,尽可能缩短病人的等候时间。如分时段统计工作量,按输液治疗的高峰期分布护士在岗,并结合高峰期随时协调人力临时增援,避免输液治疗的病人积压,尽量在 30 min 内让病人得到治疗。

导诊护士一般情况下以病人到诊的先后顺序安排治疗,首先照顾急症病人,当遇到病情较重的腹痛、发热或出血等急需进行输液治疗的病人可优先安排输液,并对其他候诊病人做好解释,以消除其焦虑等候心理。

另外,应创造温馨的服务环境,以减轻病人的焦虑心理。受沃尔玛"家的体验"的启示,在输液室门口设专人接待,使病人能尽早看到护士,无论什么时候,只要病人出现在与护士约 3 m 之内的距离时,护士就必须注视着病人的眼睛,并送上温馨的问候:"您好,请问有什么可以帮助您?"随即为病人选择合适的座位或床位,按序号入座等待输液,并告诉病人稍等片刻。

为了舒缓病人在等候治疗时觉得时间漫长的焦灼之感,可将输液室布置得更温馨一些,充分体现关爱、尊重病人的理念。例如,整洁的环境,轻柔的背景音乐,温馨、暖色调的墙体颜色,挂贴一些亲情、卡通、有活力的壁画;舒适的椅位,椅位间的隔板为病人营造小小的自我空间,每张椅位设有呼叫铃,方便护患沟通;输液大厅里播放电视,摆放杂志、报纸,让病人一边观看电视一边治疗……护士应主动提供服务,巡视中与病人交谈,进行解释及宣教等,良好的心理支持可缩短病人的心理等候时间。在输液治疗高峰时段或一些特殊情况下,有时会出现让病人等待时间延长的情况,使病人易产生负性情绪,甚至有攻击性语言及行为。这时护士要理解病人,允许病人倾诉苦闷,发泄负性情绪,原谅病人的行为,用自己良好得体的语言及行为化解病人的负性情绪,并适当巧妙地尽早安排治疗,以缩短病人心理等候的时间,化解和平息矛盾。

2. 增进舒适与安全

门诊输液病人流动性大,和护士接触时间短,不易建立良好的信任感,所以对接诊护士的态度十分敏感。在接诊过程中,除了温馨、整洁和舒适的输液环境能缓解病人的紧张情绪外,护士可运用舒适护理理论对病人提供心理支持。例如,把病人看作是需要帮助的朋友,以礼相待,表现出应有的尊重,每次注射都应告诉病人可能出现的用药反应,让病人心中有数,如有不适及时告诉护士,以便得到有效的处理。遇到个别静脉显露不良的病人,应给予热敷等方法充分暴露血管,或指派经验丰富的护士操作,确保穿刺成功。对病人及其家属提出的问题应积极主动地予以解决,使病人从心理上获得满足和安全感,达到心情舒畅。同时,对战胜疾病充满信心。切忌言语生硬、漫不经心、态度冷漠,对病人的提问轻视敷衍,不做解答,甚至训斥病人,使病人及其家属产生反感,从而产生护患矛盾。

安全护理是护理质量的核心,输液中护士应认真巡视,帮助病人保持舒适体位,避免长时间压迫血管。老年病人因静脉较脆,且制动能力差,可用小夹板固定输液部位,防止针头脱出。冬季输液应嘱咐病人注意保暖,必要时提供被单或毛毯覆盖。观察输液是否通畅,针头是否脱出,输液管有无扭曲、受压,墨菲滴管液面是否过高或过低,病人的注射部位有无液体外溢、疼痛等。对于老年人、儿童或心肺功能不全的病人应控制好滴速,嘱咐病人及其家属不能随意调节滴速,以免发生意外。对于过敏试验呈阴性、输入抗生素类药物的病人应进行床边观察 30 min,确定无异常后方可离开。对于某些病情较重的病人,必须全程监护,严密观察病情,以便及时发现病情变化。

输液完毕应帮助病人穿好衣服,整理床铺,交代治疗注意事项。输入抗生素后必须在治疗室观察 30 min,提醒病人若有不良反应及时来院就诊等。

3. 门诊输液区的健康指导

利用病人接受输液治疗不失时机地开展健康教育，传播防病治病知识是医护人员的职责。护士应维持输液环境，保持安静，墙上悬挂输液病人须知、各种健康宣传画。尽量降低因招呼病人、推治疗车等产生的噪声。在输液室准备报纸、杂志以及健康教育宣传册，供病人阅读。与病人交谈，讲解一些疾病的基本知识，介绍健康生活方式。在不同的季节向病人进行呼吸道、消化道传染病的防治知识。耐心解答病人及其家属针对病人疾病提出的问题，缓解病人及其家属的焦虑心情，最大限度地满足病人的求知欲望。由于病人可能连续多天接受输液治疗，门诊输液室应将健康教育制度化，建立全程、分期、连续、系统的健康教育，设计系列的健康小讲座，除了用通俗易懂的语言外，必要时还应学会用哑语、方言、英语和辅助以形象的体态语言与病人沟通，或将输液病人须知、操作示范、常见的健康宣教知识制成图文并茂的多媒体课件，定时循环播放，以满足病人对健康知识多方面的需求。

通过开展健康教育，既分散了病人对注射部位疼痛的注意力，减少了输液过程的枯燥无聊，也让病人及其家属在有限的时间里最大限度地获得了健康保健常识，拉近了护士和病人家属的距离，充分体现了以病人为中心的护理宗旨。

第三节　外周静脉输液治疗并发症

静脉输液是临床常用的基础护理操作，也是医院治疗抢救病人的重要手段。然而，在临床输液过程中经常会出现一些并发症，严重影响用药和治疗，甚至危及病人生命。因此，如何稳、准、快、好地将治疗药物输注到病人体内，尽量降低输液操作并发症的发生，或在出现并发症时得到及时的处理，是护理工作的重要护理技术操作内容。本节主要叙述临床常见并发症的发生原因、临床表现及处理。

一、局部并发症

（一）静脉炎

1. 发生原因

（1）无菌操作不严格。

（2）药液过酸或过碱，引起血浆 pH 改变，可以干扰血管内膜的正常代谢功能而发生静脉炎。

（3）输入高渗液体，使血浆渗透压升高，导致血管内皮细胞脱水发生萎缩、坏死，进而局部血小板凝集，形成血栓并释放前列腺素，使静脉壁通透性增高，静脉中膜层出现白细胞浸润的炎症改变，同时释放组胺，使静脉收缩、变硬。例如，甘露醇进入皮下间隙后，破坏了细胞的渗透平衡，组织细胞因严重脱水而坏死；另外，因血浆渗透压升高，致使组织渗透压升高，血管内皮细胞脱水，局部血小板凝集形成血栓并释放组胺使静脉收缩引起无菌性静脉炎。

（4）较长时间在同一部位输液使微生物由穿刺点进入、短时间内反复多次在同一血管周围穿刺、静脉内放置刺激性大的塑料管或静脉留置针放置时间过长、各种输液微粒（如玻璃屑、橡皮屑、各种结晶物质）的输入均可以因机械性刺激和损伤而发生静脉炎。

（5）刺激性较大的药液如抗癌药物多系化学及生物碱类制剂，在短时间内大量进入血管，超出了其缓冲和应激的能力，或在血管受损处堆积，均可使血管内膜受刺激而发生静脉炎。

（6）高浓度刺激性强的药物，如青霉素，浓度过高可使局部抗原抗体结合，释放大量的过敏毒素，最终引起以围绕在毛细血管周围的淋巴细胞和单核巨噬细胞浸润为主的渗出性炎症，长期使用会引起血管扩张，通透性增加，形成红肿型静脉炎。尤其是老年人的肝肾功能下降，青霉素半衰期达 7~10 h（正常人 3~4 h），血管的弹性差、脆性大，易引起静脉炎。

2. 静脉炎分级

按 INS 的标准，静脉炎分为五级。

（1）0 级：没有症状。

（2）1 级：输液部位发红，有或不伴疼痛。

（3）2级：输液部位疼痛伴有发红和/或水肿。

（4）3级：输液部位疼痛伴有发红和/或水肿，条索样物形成，可触摸到条索状的静脉。

（5）4级：输液部位疼痛伴有发红和/或水肿，条索样物形成，可触摸到条索状的静脉长 > 2.5 cm（1 in），有脓液渗出。

3. 临床分型

临床可分四种类型。

（1）红肿型：沿静脉走行皮肤红肿、疼痛、触痛。

（2）硬结型：沿给药静脉局部疼痛、触痛、静脉变硬，触之有条索状感。

（3）坏死型：沿血管周围有较大范围肿胀，形成瘀斑至皮肌层。

（4）闭锁型：静脉不通，逐步形成机化。

4. 症状

（1）沿着静脉血管走向的疼痛。

（2）沿着静脉血管走向的压痛。

（3）注射部位周围的皮肤颜色改变。

（4）沿着静脉血管的走向可以看到红色的条痕。

（5）触摸时感到温热。

（6）可有体温上升的情形。

（7）肢体肿胀。

5. 预防及处理

（1）严格执行无菌技术操作：避免操作中局部消毒不严密或针头被污染。加强基本功训练，静脉穿刺力争一次成功，穿刺后针头要固定牢固，以防针头摆动引起静脉损伤而诱发静脉炎，对长期静脉注射者应有计划地更换输液部位，注意保护静脉。

（2）一般情况下，严禁在瘫痪的肢体行静脉穿刺和补液。输液最好选用上肢静脉，因下肢静脉血流缓慢而易产生血栓和炎症，输入刺激性较强的药物时，应尽量选用粗血管。

（3）输入非生理pH药液时，适当加入缓冲剂，使pH尽量接近7.4为宜；输注氨基酸类或其他高渗药液时，应与其他液体混合输入，而且输入速度宜慢，使其有充分稀释过程。

（4）严格控制药物的浓度和输液速度。输注刺激性药物的浓度要适宜，且输注的速度要均匀而缓慢，因药物浓度过高或输液速度过快都易刺激血管引起静脉炎。

（5）严格掌握药物配伍禁忌，每瓶药液联合用药，以不超过2～3种为宜。

（6）尽量避免选择下肢静脉置留置针，如特殊情况或病情需要在下肢静脉穿刺，输液时可抬高下肢20°～30°，从而加快血液回流，缩短药物和液体在下肢静脉的滞留时间，减轻其对下肢静脉的刺激。另外，手术时留置在下肢静脉的留置针，应于24 h后更换至上肢。

（7）成年人使用留置针96 h要更换穿刺部位，应每天检查穿刺部位，出现局部静脉炎表现时，应立即更换注射部位并查找原因避免相关因素的影响。

（8）在使用外周静脉留置针期间的输液过程中，应持续热敷穿刺肢体。特别是湿热敷效果最好，每2 h热敷1次，每次20 min。热敷改善了血液循环，加快了静脉回流，增强了病人新陈代谢和白细胞的吞噬功能，有助于血管壁创伤的修复，增强病人局部的抗炎能力。

（9）一旦发生静脉炎，停止在患肢静脉输液并将患肢抬高、制动。根据情况局部使用水胶体敷料，进行热敷或湿热敷等处理，如合并全身感染，应用抗生素治疗。

（10）营养不良、免疫力低下的病人，应加强营养，增强机体对血管壁创伤的修复能力和对局部炎症消炎能力。

（二）渗出与外渗

渗出是指由于输液管理疏忽造成的非腐蚀性药物或溶液进入周围组织。外渗是指由于输液管理疏忽造成的腐蚀性药物或溶液进入周围组织。

1. 发生原因

（1）针头脱出。

①针头移动，不在静脉血管内而是进入皮下组织中，因而造成局部水肿。

②病人过度活动。

③针头的柄部或蝶翼部位未加以适当固定。

④进行静脉注射时将针头斜面穿透了静脉血管的后壁。

⑤针头放置在肢体屈曲的部位。

（2）局部静脉内压增高。

①静脉痉挛：药物输入后局部刺激损伤血管内膜所致。

②血管硬化：如糖尿病、动脉硬化、雷诺综合征、肝硬化使血管硬化、管腔变窄、血流迟缓、静脉回流不畅，造成静脉内压增高。

③长期输注高渗液或碱性液，引起局部静脉炎或静脉血栓。

④输液速度过快，如静脉推注、加压输液。

（3）药物因素：可致渗漏性损伤的药物。

①高渗性溶液：如50%葡萄糖溶液、甘露醇、肠道外营养液。

②阳离子溶液：如氯化钙、葡萄糖酸钙、氯化钾。

③碱性溶液：如碳酸氢钠、20%磺胺嘧啶钠、硫喷妥钠。

④缩血管药物：如肾上腺素、去甲肾上腺素、间羟胺、多巴胺、垂体后叶素。

⑤化疗药物：如多柔比星、长春新碱、丝裂霉素、环磷酰胺、柔红霉素。

2. 发生机制

（1）渗透性损害。

（2）细胞膜内外的离子失衡。

（3）组织局部酸碱平衡失调。

（4）缺血性坏死。

（5）细胞毒性作用。

（6）机械性压迫。

（7）感染因素及机体因素。

3. 渗出的分级

按照INS的标准，渗出分五级。

（1）0级：没有症状。

（2）1级：皮肤发白，水肿范围的最大处直径 < 2.5 cm（1 in），皮肤发凉，伴有或不伴有疼痛。

（3）2级：皮肤发白，水肿范围的最大处直径为 2.5 ~ 15 cm（1 ~ 6 in），皮肤发凉，伴有或不伴有疼痛。

（4）3级：皮肤发白，半透明状，水肿范围的最大处直径 > 15 cm（6 in），皮肤发凉，轻到中等程度疼痛。

（5）4级：皮肤发白，半透明状，皮肤紧绷，有渗出；可凹陷性水肿，皮肤变色、有瘀伤、肿胀，水肿范围的最小处直径 > 15 cm（6 in），循环障碍，中度到重度程度疼痛，任何容量的血制品、刺激性、腐蚀性液体渗出。

4. 症状

（1）患部肿胀，通常是沿着注射部位或针头的周围。

（2）点滴溶液无法照所设定的滴速滴注。

（3）病人可能会主诉患部疼痛。

（4）渗漏部位周围皮肤的温度低于手臂其他部位的温度。

由于渗出或外渗药液的种类不同，临床表现也有差别。高渗性药液，多为急性损害，且此类药液外渗超过24 h多不能恢复,局部皮肤由苍白转暗红。碱性药液渗漏后可能范围不大,但易累及深部。细胞毒药物外渗后,局部并无苍白,而是出现红斑,有的出现小水疱,形成硬结,4~5 d后损伤边缘渐变硬,形成焦痂和溃疡;病损部位与正常皮肤交接处有炎症浸润,皮下脂肪坏死范围比较广。

药物外渗损伤的表现还包括一些较为严重的并发症。

①神经损伤:如高渗液外渗造成尺、桡、正中神经损伤。链激酶外渗出现正中神经和尺神经损伤。

②骨筋膜室综合征:如手部间隔综合征,前臂筋膜室综合征。

③晚期并发症:如关节挛缩、肌腱粘连。

5. 预防及处理

(1)提高护理操作技能,尽量做到"一针见血",要准确判断针头完全位于血管内,固定要牢靠。

(2)输注药物过程要勤观察,尤其对痛温觉不灵敏和不配合的小儿及使用输液泵的病人应加强巡视;为不合作、意识混乱、定向力障碍的病人进行静脉注射时最好有人在旁协助,并妥善固定穿刺部位及输液肢体;对于过度活动的病人依医师的医嘱必要时给予镇静药。

(3)输注易致外渗损伤的药物时,应选弹性好且较粗的血管,避免选用下肢静脉,尤其是老年人、糖尿病人及动脉硬化病人。

(4)避免在肢体屈曲的部位进行注射。

(5)切勿在同一部位反复穿刺输液,否则易使血管受损、纤维化并形成瘢痕,局部循环不畅、药液滞留,刺激血管造成闭塞性静脉炎;如果针眼尚未愈合,药液可从损伤处渗漏。

(6)抽吸化疗等刺激性药物的针头不要直接接触病人,注射前后用生理盐水做引路注射或冲管,同时使用几种化疗药时,应先给刺激性大的。

(7)穿刺前局部热敷、输注时以缓释型硝酸甘油敷贴局部,能有效减少输液渗漏。输液速度不能太快,尽量避免加压输液。

(8)对需要长期静脉输注的病人,提倡使用静脉留置针或行中心静脉插管,使药物最大限度地稀释,尤其是化疗药物。静脉输注过程中,若出现局部疼痛或不适,均应按外渗处理,绝不能认为有回血就不会有问题。

(9)对清醒合作的病人,要告知病人出现外渗或渗出的表现,出现输液部位疼痛等问题,应及时告知护理人员。

(10)发生外渗或渗出时停止在原部位静脉滴注,抬高患肢。

(11)若渗出溶液属等张、非酸性或碱性溶液时,则予以热敷患部,或硫酸镁湿敷、中药外敷等。特殊药物应根据制造商的指南、渗出药液的性质和严重程度实施治疗。

腐蚀性药物渗出在渗出分级中属于四级。腐蚀性药物渗出后,肢体远端部位不能再留置导管。

(三)血肿

1. 发生原因

(1)多由于定位及穿刺方法不正确,操作者短时间内在同一穿刺点反复穿刺使血管壁形成多个针孔造成皮下渗血。

(2)穿刺时用力过大,针头穿过对侧血管壁,导致血液外漏,造成血肿。

(3)过度消瘦或年老病人的血管周围结缔组织和血管壁薄弱,导致管周血液漏出,而导管皮肤入口处又被封闭,致血液潴留皮下。

(4)对于凝血功能障碍或使用抗凝剂的病人,拔管时未延长按压时间,血液未完全凝固,渗入皮下形成血肿。

(5)误穿动脉而未切实止血。

(6)进行静脉穿刺失败后立即在肢体上绑上止血带。

(7)拔针后按压方法不正确。

2. 症状

（1）注射部位周围皮肤颜色改变，呈青紫色。

（2）注射部位周围肿胀。

3. 预防及处理

（1）充分熟悉所穿刺静脉的解剖特点及其与之相伴行的动脉间的解剖关系，根据解剖特点进行操作；对于新操作者应加强训练，穿刺方法一定要准确，防止盲目穿刺出现血肿。

（2）如一侧穿刺不成功，可改为对侧穿刺，禁止在原穿刺点反复穿刺，以避免出现血肿；局部隆起疑有血肿立即停止穿刺、拔针，局部加压止血。

（3）拔针之后勿立即在肢体上绑上止血带。

（4）从静脉中拔针后在注射部位加压以预防血液进入皮下组织，尤其是使用抗凝剂的病人拔针后局部要加压按压，时间为 3～5 min。

（5）已形成血肿者，根据血肿范围大小采取相应的措施。小血肿无须特殊处理；大血肿早期可用冷敷促进血液凝固，48 h 后再用热敷促进瘀血吸收。

（四）胶带灼伤

1. 发生原因

（1）在病人的皮肤上贴了太多的胶布或张力粘贴胶布。

（2）固定夹板时把胶布贴在病人的皮肤上。

（3）使用某些种类的胶布。

（4）病人对胶布过敏。

2. 症状

（1）贴胶布的部位有烧灼感或痒感。

（2）患部发红。

（3）当撕除胶布时有皮肤的损伤。

3. 预防及处理

（1）避免在皮肤上使用过多胶布，避免张力粘贴胶布，可适当使用绷带。

（2）使用固定板时将胶布贴在固定板上。

（3）涂上皮肤保护剂或将纱布放在皮肤上再贴上胶布。

（4）在患部涂无菌膏药促进皮肤损伤愈合。

（5）避免在患部贴胶布。

（五）血栓栓塞

1. 发生原因

（1）静脉内膜损伤：长期静脉输液造成血管壁损伤及静脉炎，致使血小板黏附于管壁，激活一系列凝血因子而发生凝血致血栓形成。

（2）静脉输液中的液体被不溶性微粒污染，可引起血栓栓塞。特别是脑血栓、动脉硬化的病人，由于其血脂高、血黏度大，当不溶性微粒进入静脉后，使血液中的脂质以不溶性微粒为核心，不断包裹形成血栓病灶。不溶性微粒是指输入液体中的非代谢性颗粒杂质，直径在 1～15 μm，少数可达 50～300 μm。其产生可由于输液器与注射器具不洁净；在输液前准备工作中的污染，如切割安瓿、开瓶塞，加药过程中反复穿刺溶液瓶橡胶塞及输液环境不洁净等。

2. 症状

（1）肢体肿胀。

（2）溶液无法依所设定的滴速滴注，当血栓阻塞静脉血管时滴速会减缓。

（3）溶液停止不滴。

（4）血栓所影响的部位会感到疼痛，通常会在静脉上摸到一个坚实的肿块。

3. 预防及处理

（1）避免长期大量输液。

（2）为病人行静脉穿刺后，应用随车消毒液洗手，方能为第二者穿刺，以减少细菌微粒的污染。配药室应采用净化工作台，它可过滤清除空气中的尘粒，以达到净化空气的目的，从而清除微粒污染。

（3）安瓿的正确切割，切忌用镊子等物品敲开安瓿。在开启安瓿前，以70%乙醇擦拭颈段是减少微粒污染的有效措施。

（4）正确抽吸药液，抽药操作时不能横握注射器（即"一把抓"），应采用正确的抽吸方法。抽药的注射器也不能反复多次使用，因使用次数越多，微粒的数量也越多。抽吸时安瓿不应倒置，针尖置于颈口时，玻璃微粒污染最多，于底部抽吸时微粒最少，但针尖触及底部易引起钝针。因此，主张针头应置于安瓿的中部抽吸药液。向输液瓶内加药或注射时，应将针管垂直静止片刻。因 $50\mu m$ 以上的微粒沉淀较快，可使其沉淀于针管内，再缓缓注入，同时尽量减少液体瓶的摆动，这样会使瓶内的较大微粒平稳沉积于瓶口周围，以减少微粒进入体内。

（5）正确选择加药针头，加药针头型号选择 9～12 号侧孔针或带过滤膜的针头，并尽量减少针头反复穿刺橡胶瓶塞，可明显减少橡胶微粒的产生。

（6）输液终端滤器可截留任何途径污染的输液微粒，是解决微粒危害的理想措施。

（7）发生血栓时抬高患肢，制动，并停止在患肢输液。

（8）局部热敷，做超短波理疗，每日2次，每次 15～20 min。严重者手术切除栓子。

（六）血栓静脉炎

1. 发生原因

输注刺激性的溶液和药物；针头的斜面损伤静脉。

2. 症状

病人体温突然上升，沿着静脉血管走向的疼痛、压痛，可能有注射部位周围皮肤颜色的改变、注射部位药液渗漏等。

3. 预防及处理

（1）避免重复多次的穿刺。

（2）选择有大量血液供应的静脉血管进行注射。

（3）避免损伤静脉。

（4）依药物制造厂商的建议稀释药物。

（5）避免在肢体屈曲的部位进行注射。

（6）确定针管的口径小于静脉的内径。

（7）避免在下肢进行静脉注射。

（8）拔除针管时应小心而且应与皮肤平行的方向拔出。

（9）拔针后应在注射部位上按压止血。

（10）发生血栓静脉炎时将输液通路换到另一条静脉注射，并依病人的临床状况和医师的医嘱给予药物。嘱病人卧床休息，抬高患肢。

（七）注射部位的感染

1. 发生原因

（1）无菌技术操作不严。

（2）使用非无菌的物品。

2. 症状

病人体温突然上升，注射部位有脓性分泌物并有炎症的表现，出现疼痛、肿胀、局部变红或局部皮肤颜色改变等。

3. 预防及处理

（1）严格执行手卫生。
（2）检查所使用的物品是否无菌。
（3）严格执行无菌技术。
（4）保持所使用物品的无菌。
（5）确切的皮肤消毒。
（6）适当地固定针柄或蝶翼。
（7）在注射部位上盖上无菌敷料。
（8）发生感染时收集渗液送检。拔针时以无菌干棉球擦干注射部位表面上的渗液，以消毒剂涂在注射部位上，等候 2 min 之后再拔掉针管。

（八）蜂窝织炎

1. 发生原因

（1）未遵守无菌技术操作。
（2）所使用的物品遭到污染。

2. 症状

病人体温上升，患部出现疼痛、肿胀、发热等炎症表现。

3. 预防及处理

（1）严格执行无菌技术操作。
（2）若对所使用物品的无菌性有任何的怀疑，应立即更换新的无菌用品。
（3）发现局部出现蜂窝织炎需更换输液部位；定期测量生命体征，经常检查患部的情形，并予以局部湿热敷。遵医嘱给予药物。

（九）神经损伤

1. 发生原因

（1）使用手臂固定板时未加衬垫于皮肤与固定板之间。
（2）绑在肢体上的绷带绑得太紧。
（3）约束带绑得太紧。
（4）穿刺针刺伤神经。
（5）走向浅表的神经受压，如约束带固定或固定板压迫在走向浅表的神经上。

2. 症状

肢体出现麻木的感觉，如手指麻木、手麻木、手臂麻木或肢体有刺痛感，相应关节功能受限，或穿刺血管时病人感到剧痛，难以忍受，过后出现神经支配相应部位的麻木、无力、功能障碍等外周神经受损的症状。

3. 预防及处理

（1）使用固定板时需适当地加衬垫，并适当固定，避免浅表神经经过的局部受压。
（2）外周浅静脉穿刺时，尽可能选择手背静脉，熟悉手部神经与血管的解剖结构与走向，进针的深度应根据病人体型胖瘦及血管显露情况而定，尽可能一次成功；当病人出现剧痛时，更换穿刺部位，避免损伤外周神经。
（3）发生神经损伤后，通知医师，患肢不宜过多活动，可用理疗、红外线、超短波照射每日 2 次，也可用肌内注射维生素 B_{12} 500 μg、维生素 B_1 100 mg 每日 1 次等方法。

二、全身性并发症

（一）发热反应

1. 发生原因

发热反应为静脉输液常见的并发症，引起输液发热反应有多方面的原因，常因输入致热物质（致热原、死菌、游离的菌体蛋白或药物成分不纯），输液瓶清洁消毒不完善或再次被污染，输入液体消毒、保管不善变质，输液管表层附着硫化物等所致。

（1）与输入液体和加入药物质量有关：药液不纯、变质或被污染，直接把致热原输入静脉；配药后液体放置时间过长也易增加污染的机会，而且输液时间越长，被污染的机会也就越大。在联合用药及药物配伍方面，若液体中加入多种药物时，容易发生配伍不当，使配伍后药液发生变化而影响药液质量，而且当配伍剂量大、品种多，所含致热原累加到一定量时，输入体内会发生热原反应。

（2）输液器具的污染：带空气过滤装置及终端滤器的一次性输液器虽已被广泛应用于临床，对减少输液发热反应起到了一定的作用，但目前的终端滤器对 5μm 以下的微粒滤除率较低，不能全部滤去细菌；而塑料管中未塑化的高分子异物，或因生产环境、生产过程中切割组装等摩擦工艺带入的机械微粒也能成为热原；如输液前未认真检查而使用包装袋破损、密闭不严、漏气污染和超过使用期的输液器亦会引起发热反应。

（3）配液加药操作中的污染：在切割安瓿时用无菌持物钳直接将安瓿敲开，是使玻璃微粒污染药液最严重的安瓿切割方法。安瓿的切割及消毒不当，使玻璃微粒进入液体的机会增加，造成液体污染。加药时，针头穿刺瓶塞，将橡皮塞碎屑带入液体中，如果反复多次穿刺瓶塞，可导致污染机会增加。操作前不注意洗手或洗手后用白大衣或不洁毛巾擦手会造成二次污染。

（4）静脉穿刺不成功未更换针头，也可直接把针头滞留的微粒引入静脉。

（5）环境空气的污染：在进行输液处置时，治疗室及病室环境的清洁状态和空气的洁净程度对静脉输液质量有直接影响。加药时，治疗室的空气不洁，可将空气中的细菌和尘粒带入药液而造成污染。

（6）输液速度过快：输液发热反应与输液速度有密切关系，输液速度过快，在短时间内输入的热原总量过大，当其超过一定量时，即可产生热原反应。

2. 临床表现

表现为发冷、寒战和发热。轻者 38℃，并伴有头痛、恶心、呕吐、心悸，重者出现高热、呼吸困难、烦躁不安、血压下降、抽搐、昏迷等症状，甚至会危及生命。

3. 预防及处理

（1）严格检查药物用具：液体使用前要认真查看瓶签是否清晰，有否过期。检查瓶盖有无松动及缺损，瓶身、瓶底及瓶签处有无裂纹。药液有无变色、沉淀、杂质及透明度的改变。输液器具及药品按有效期先后使用。输液器使用前要认真查看包装袋有无破损，用手轻轻挤压塑料袋看有无漏气现象。禁止使用不合格的输液器具。

（2）改进安瓿的割锯与消毒。采用安瓿锯痕后用消毒棉签消毒一次后折断，能达到降低玻璃微粒污染的目的。

（3）改进加药的习惯进针方法。将液体加药时习惯的垂直进针改为斜角进针，使针头斜面向上与瓶塞成 75° 角刺入，并轻轻向针头斜面的反方向用力，可减少胶塞碎屑和其他杂质落入瓶中的机会；避免加药时使用大针头及多次穿刺瓶塞。液体中需加多种药物时，避免使用大针头抽吸和在瓶塞同一部位反复穿刺，插入瓶塞固定使用一枚针头，抽吸药液时用另一枚针头，可减少瓶塞穿刺次数，以减少瓶塞微粒污染。已有研究者将加药针头进行改进，将传统的针尖做成封闭的圆锥形，方形的针孔开在针头的侧面，以减少穿刺瓶塞产生的微粒污染。

（4）加药注射器要严格执行一人一具，不得重复使用。提倡采用一次性注射器加药，这是目前预防注射器污染的有效措施。

（5）避免液体输入操作污染。静脉输入过程要严格遵守无菌操作原则。瓶塞、皮肤穿刺部位的消毒要彻底。重复穿刺要更换针头。

（6）精湛的穿刺技术及穿刺后的良好固定可避免反复穿刺静脉增加的污染。输液中经常巡视观察可避免输液速度过快而发生的热原反应。

（7）合理用药，注意药物配伍禁忌。液体中应严格控制加药种类，多种药物联用时尽量采用小包装溶液分类输入。两种以上药物配伍时，应注意配伍禁忌，配制后要观察药液是否变色、沉淀、浑浊。配制粉剂药品要充分振摇，药物完全溶解后方可使用。药液配制好后检查无可见微粒方可加入液体中。液体现用现配可避免毒性反应及溶液污染。

（8）对于发热反应轻者，减慢输液速度，注意保暖，配合针刺合谷、内关等穴位。

（9）对高热者给予物理降温，观察生命体征，并按医嘱给予抗过敏药物及激素治疗。

（10）对严重发热反应者应停止输液。予对症处理外，应保留输液器具和溶液进行检查。如仍需继续输液，则应重新更换液体及输液器、针头，更换注射部位。

（二）急性肺水肿

1. 发生原因

（1）由于输液速度过快，短时间内输入过多液体，使循环血量急剧增加，心脏负荷过重而引起。

（2）老年人代谢缓慢，机体调节功能差，特别是多数老年人有高血压、冠心病或其他脏器的慢性疾病，单位时间内输入的液体和钠盐过多，就会发生潴留而使细胞外液容量发生扩张及向细胞内液中渗透，造成组织间水肿和细胞内水肿。组织间水肿可导致充血性心力衰竭，细胞内水肿可影响细胞正常生理功能，尤其是肺、脑等细胞水肿，威胁病人生命。

（3）外伤、恐惧、疼痛等均可使机体抗利尿激素分泌增多及作用延长。此时，输入液体过多、过快也可能发生液体潴留导致肺水肿。

（4）心、肝、肾功能障碍病人输液过快，容易使钠盐及水发生潴留而导致肺水肿。

（5）脑垂体后叶素能降低肺循环和门脉循环的压力，还能强烈收缩冠状动脉引起心绞痛及收缩其他小动脉引起动脉血压升高，加重心脏后负荷，引起急性左心衰竭，导致水分在肺组织中停留时间延长引起肺水肿。

2. 临床表现

病人突然出现呼吸困难、胸闷、气促、咳嗽、咳泡沫痰或咳泡沫样血性痰，严重时稀痰液可由口鼻涌出，听诊肺部出现大量湿性啰音。

3. 预防及处理

（1）注意调节输液速度，尤其对老年人、小儿、心脏病病人速度不宜过快，液量不宜过多。

（2）经常巡视输液病人，避免体位或肢体改变而加快或减慢滴速。

（3）发生肺水肿时立即减慢或停止输液，在病情允许情况下使病人取端坐位，两腿下垂。

（4）高浓度给氧，最好用50%～70%乙醇湿化后吸入。乙醇能减低泡沫表面张力，从而改善肺部气体交换，缓解缺氧症状。

（5）必要时进行四肢轮流扎止血带或血压计袖带，可减少静脉回心血量。

（6）遵医嘱给予强心、利尿药应用。

（7）安慰病人，提供心理支持。

（三）败血症

1. 发生原因

（1）输液系统被细菌或真菌等病原微生物污染，通过输液引起严重医院内感染。污染可分为两种情况：一种是液体或输液装置被污染，另一种是输液过程操作不当引起病原体进入血液。生产过程不严格，造成液体原始污染行为的院内感染往往会引起暴发流行。现代科技下成批的原始污染输液已很难见到，但由于液体的包装、运输不当造成的个别液体污染却时有发生。

（2）穿刺点局部细菌繁殖并随导管反复移动被带入体内及导管头端。全身其他部位的感染灶将病原菌释放入血，病原菌则可附着于导管头端并在此繁殖。导管败血症的病原常见有金黄色葡萄球菌、表皮葡萄球菌，此外还有真菌、念珠菌等。

（3）营养液在配制过程中被病原菌污染或输液管道系统的连接处密封不严，使病原菌进入。

2. 临床表现

输液过程中突然出现畏寒、寒战、高热、剧烈恶心、呕吐、腰痛、发绀、呼吸及心率增快，有的病人出现四肢厥冷、血压下降、神志改变，而全身各组织器官又未能发现明确的感染源。

3. 预防及处理

（1）配制药液或营养液、导管护理等操作严格遵守无菌技术操作原则。

（2）采用密闭式一次性医用塑料输液器。

（3）认真检查输入液体质量、透明度、溶液瓶有无裂痕、瓶盖有无松动、瓶签字迹是否清晰及有效期等。

（4）输液过程中，经常巡视，观察病人情况及输液管道有无松脱等。

（5）严禁自静脉导管取血化验，与导管相连接的输液系统 24 h 更换 1 次，每日消毒并更换敷料。

（6）发生输液败血症后，立即弃用原补液，重新建立静脉通道，遵医嘱给予抗生素治疗。合并休克者，另开一路补液，遵医嘱给予低分子右旋糖酐扩容，以间羟胺、多巴胺等血管活性药物维持血压。

（四）空气栓塞

1. 发生原因

（1）没有将输液器管腔中的空气完全排出。

（2）经由注射口注射药物时将空气注入输液器中。

（3）当溶液输完后未将输液管夹关闭。

2. 临床表现

病人出现突发性胸闷、胸骨后疼痛、眩晕、血压下降，随即出现呼吸困难、严重发绀，且病人有濒死感，听诊心脏有杂音。如空气量少，到达毛细血管时发生堵塞，损害较小；如空气量大，则在右心室内将阻塞肺动脉入口，引起严重缺氧而立即死亡。

3. 预防及处理

（1）输液前注意检查输液器各连接是否紧密，有无松脱。穿刺前排净输液管及针头内空气。

（2）输液过程中及时更换或添加药液，输液完成后及时拔针。如需加压输液，应有专人守护。

（3）发生空气栓塞，立即置病人于左侧卧位和头低足高位。该体位有利于气体浮向右心室尖部，避免阻塞肺动脉入口。随着心脏的跳动，空气被混进泡沫，分小量进入肺动脉以免发生阻塞。有条件者可通过 CVC 抽出空气。

（4）立即给予高流量氧气吸入，提高病人的血氧浓度，纠正缺氧状态；同时，严密观察病人的病情变化，如有异常变化及时对症处理。

（5）提供心理支持，安慰病人。

（五）晕厥

1. 原因

病人体质弱、精神紧张、穿刺疼痛、环境不良等都可引起晕厥。该反应一般 10 min 可以自行缓解。晕厥型危象是血管性晕厥，精神紧张可造成迷走神经亢进，内脏血管扩张。

2. 临床表现

心搏缓慢、突然晕倒、出汗、面色苍白、口唇甲床发绀、脉搏细速、血压下降或测不到、呼吸加快，呈迷走神经亢进样反应。

3. 预防处理

（1）穿刺前做好解释工作，细致观察、体贴病人，消除其紧张焦虑情绪。

（2）体质虚弱者予以卧床。

（3）发生晕厥反应时立即将病人平卧床上，抬高下肢；松解衣扣，畅顺呼吸，约 10 min 不能自行缓解者，吸氧，必要时药物治疗。

第三章 危重症护理

第一节 休克的护理

一、概述

休克是指由各种强烈致病因子作用于机体引起的有效循环血量相对或绝对减少、组织灌注不足、细胞与器官功能代谢障碍的病理综合征。有效循环血量减少、组织灌注不足及产生炎症介质是各类休克共同的病理生理基础。迅速改善组织灌注，恢复细胞氧供，维持正常的细胞功能是治疗休克的关键。

（一）病因

1. 血容量绝对不足

各种疾病引起的大出血和大面积烧伤、剧烈呕吐或腹泻导致的血浆与体液的丢失，使有效循环血量急剧减少。

2. 感染

感染见于各种致病微生物如病毒、细菌等所引起的严重感染。特别是革兰阴性菌感染最为多见，如大肠杆菌、绿脓杆菌。

3. 过敏因素

使用某种药物（如青霉素）或生物制品（如破伤风抗毒素）中所发生的过敏反应。

4. 心源性因素

各种心脏疾患引起的心输出量急剧减少，造成循环血量不足，如严重的心律失常、急性心肌梗死、先心病等。

5. 神经源性因素

神经源性因素与剧烈疼痛、麻醉等意外刺激引起反射性周围血管扩张，有效循环血量相对不足有关。

6. 创伤

创伤见于各种严重创伤，如骨折、内脏损伤等，休克的发生与疼痛、失血有关。

（二）分类

1. 按休克的病因分类

可分为低血容量性休克、感染性休克、过敏性休克、心源性休克、神经源性休克。

2. 按休克发生的始动因素分类

（1）低血容量性休克：基本机制为血容量不足。

（2）心源性休克：基本机制为心泵功能衰竭。

（3）血流分布性休克：基本机制为血管收缩舒张调节功能异常。根据循环阻力大小分为两种：一种表现为高或正常的体循环阻力，静脉容量增加，循环血量不足所致；另一种表现为低体循环阻力，血管扩张，导致血液重新分布。

（4）阻塞性休克：基本机制为血流的主要通道受阻。

3. 按休克时血流动力学特点分类

（1）低动力型休克：又称低排高阻型休克或冷休克，血流动力学特点是心输出量降低，总外周血管阻力高。低血容量性、心源性、创伤性和大多数感染性休克均属此类。

（2）高动力型休克：又称高排低阻型休克或暖休克，血流动力学特点为心输出量增加，总外周阻力降低，常见于革兰氏阳性感染性休克。

二、发病机制

（一）微循环的变化

1. 微循环收缩期

休克早期全身小血管持续收缩，毛细血管前阻力显著增加，开放的毛细血管减少，血流速度减慢，组织灌流量减少，出现少灌少流，灌少于流，有效循环血量减少，反射性引起交感神经-肾上腺髓质系统兴奋，使微循环血管持续痉挛，微循环缺血缺氧。

2. 微循环扩张期

持续缺血缺氧未能有效控制，微循环血管运动功能严重紊乱。微动脉、后微动脉、毛细血管前括约肌扩张，微静脉持续收缩，毛细血管前阻力小于后阻力，毛细血管开放数目增多，微循环灌而少流，灌大于流，血液淤滞。一方面导致有效循环血量进一步减少；另一方面血液浓缩，血细胞凝集，血液黏滞度增加，易于形成微血栓、组织细胞缺血缺氧进一步加重。

3. 微循环衰竭期

随着缺氧和酸中毒的进一步加重，微血管麻痹、扩张，对血管活性物质失去反应，微循环处于不灌不流的状态。一方面毛细血管持续地扩张瘀血，通透性升高，血液进一步浓缩，利于大量微血栓形成；另一方面微循环瘀血后，引起弥散性血管内凝血（DIC），阻塞微循环，组织几乎完全得不到氧气和营养物质供应。

（二）休克时主要器官病理变化

1. 心

休克时心肌纤维变性坏死，心肌收缩力减弱，冠状动脉灌注不足，心肌缺血缺氧，发生局灶性坏死和心内膜下出血，最终发生心力衰竭。

2. 肺

休克时肺的微循环灌注不足，肺表面活性物质减少，肺泡不能维持一定张力，发生肺萎陷。肺通气换气功能受限，动脉氧分压进行性下降，出现急性呼吸衰竭。

3. 肾

休克时为保证心脑的血供，血液量重新分配，致肾小动脉收缩，肾灌注量减少，累及肾小管，出现急性肾小管坏死，导致急性肾功能衰竭。

4. 脑

休克时脑灌注不足，细胞肿胀压迫血管，造成微循环障碍，加重缺氧而致脑水肿。

三、临床表现

（一）休克代偿期

休克代偿期机体失血量低于总血容量的20%。患者主要表现为面色苍白、手足湿冷、脉搏细速、脉压减少、血压可略降低（也可正常或轻度升高）、尿量正常或减少、精神紧张或烦躁不安，神志一般清楚。若处理得当，此期休克可以得到纠正；若处理不当，则病情发展，进入休克失代偿期。

（二）休克失代偿期

休克失代偿期机体失血量超过总血容量的40%。患者出现神志淡漠、反应迟钝、神志不清，甚至昏迷，口唇发绀、冷汗、脉搏细速，血压下降，甚至测不出，脉压缩小，无尿、代谢性酸中毒、可并发 DIC 或 ARDS。

四、实验室检查及其他检查

（一）实验室检查

1. 血常规

红细胞计数、血红蛋白测定有助于对失血性休克的诊断，白细胞计数、分类有助于感染性休克的诊断。

2. 动脉血气分析

pH 值、$PaCO_2$、PaO_2、剩余碱（BE）、SaO_2 等的检查，可了解机体的氧代谢状况和酸碱平衡状况。

3. 电解质测定

动态检测可及时了解电解质紊乱，休克时常伴有血钾、血镁升高，血钠降低。

4. 出、凝血功能检测

血小板计数、出凝血时间、凝血酶原时间、纤维蛋白原及纤维蛋白降解产物（FDP）的测定，有助于判断休克的进展及 DIC 的发生。

5. 肝肾功能检查

尿素氮、肌酐检测可了解肾功能，转氨酶、乳酸脱氢酶、血氨等的测定可了解肝功能。

（二）其他检查

1. X 线检查

X 线检查对休克的病因判断有一定意义。

2. 心电图

心电图有利于心源性休克的诊断，并能了解休克时心肌供血、心律失常情况。

3. 血流动力学检查

（1）中心静脉压（CVP）：正常值为 5～10 cmH_2O，有助于鉴别休克病因，低血容量性休克时 CVP 降低，心源性休克时通常是增高的。

（2）心输出量（CO）及心脏指数（CI）：有助于了解心脏功能状态。CO 正常值为 4～6 L/min，CI 正常值为 2.5～3.5 L/(min·m^2)。CI < 2.0 L/(min·m^2) 提示心功能不全；CI < 1.3 L/(min·m^2) 同时伴有周围循环血容量不足，提示为心源性休克。

五、治疗要点

在稳定生命指征的基础上，尽快去除原发病，迅速补充血容量，恢复有效循环血量，纠正微循环障碍，防止多器官功能障碍综合征（MODS）。

（一）维持生命体征

休克时出现呼吸心搏骤停者，迅速实施心肺复苏，给予患者基本生命支持。

（二）原发病治疗

根据不同病因，尽早处理休克的原发病，如出血导致的低血容量性休克，必须立即采取止血措施；感染性休克者，尽早处理原发感染灶。

（三）补充血容量

补液是抗休克的基本治疗，除心源性休克外，各种休克均存在有效循环血量不足，必须迅速建立 1～2 条大静脉通路补液。根据 CVP 和血压、尿量来调整补液量与速度。

（四）应用血管活性药物

血管活性药物可迅速提高血压，改善心脏、脑、肾等内脏器官的血流灌注，常用药物包括血管收缩剂和血管扩张剂。血管收缩剂通过收缩小动脉使血压暂时升高，但可加剧组织缺氧，故不主张在休克患者中大量、长期使用，而常用肾上腺素、间羟胺等。血管扩张剂可解除小动脉痉挛，改善微循环，但可使血管容量相对增加，使血压有不同程度的下降，影响重要脏器的血液供应。常用药物有酚妥拉明等α受体阻滞剂和阿托品等抗胆碱能两类。

（五）纠正酸中毒

休克时常合并乳酸酸中毒，轻度休克在机械通气和液体复苏后即可得到缓解，无须应用碱性药物。若 pH < 7.20 时，可给予碳酸氢钠 100 ~ 250 mL，静脉滴注，并根据血气分析调整药量。

（六）DIC 的防治

积极有效地治疗休克的原发病，及时去除病因，有效预防 DIC 的发生。DIC 高凝血期的治疗首选药物是肝素，用法：每次 1 mg/kg 加葡萄糖液静滴，根据凝血酶原时间调整剂量。DIC 晚期可使用抗纤维蛋白溶药，如氨甲苯酸等和抗血小板黏附和聚集的阿司匹林和低分子右旋糖酐控制出血症状。

（七）糖皮质激素的应用

其适用于感染性休克、过敏性休克，一般主张早期、大量、短疗程应用，在休克发生后 4 h 应用，如氢化可的松 300 ~ 500 mg/d 或地塞米松 30 ~ 60 mg/d，疗程 1 ~ 3 d 为宜。

（八）防止重要器官功能障碍

加强心、肺、肾、脑功能的监测，及时发现病情，采取针对性治疗措施，防止 MODS 的发生。

六、护理诊断及医护合作性问题

1. 体液不足

与失血、失液有关。

2. 组织灌流量改变

与有效循环血量减少有关。

3. 气体交换受损

与肺组织灌流量不足、缺氧和呼吸形态改变有关。

4. 有受伤的危险

与脑细胞缺氧导致的烦躁不安、意识障碍有关。

5. 有感染的危险

与侵入性治疗、免疫力降低、组织损伤、营养不良有关。

6. 潜在并发症

多器官系统衰竭（MOSF）。

七、护理措施

（一）一般紧急措施

1. 积极处理原发病

对大出血患者，立即采取止血措施，控制大出血。

2. 取休克体位

仰卧中凹位，头和躯干抬高 20° ~ 30°，下肢抬高 15° ~ 20°，以增加回心血量，减轻呼吸困难。

3. 保持呼吸道通畅

松解领扣，清除口、鼻分泌物，吸氧。呼吸困难严重者，行气管插管或气管切开术，予以机械通气支持。

（二）迅速补充血容量，维持体液平衡

1. 迅速补液

迅速建立两条以上静脉输液通路，大量快速补液（除心源性休克外）。

2. 合理补液

一般先快速输入晶体液，后输入胶体液。根据血压及血流动力学监测情况调整输液速度（见表 3-1）。

3. 严密观察病情变化

每 15 ~ 30 min 测量呼吸、脉搏、血压、体温一次，并观察患者的意识、面唇色泽、肢端皮肤颜色、

温度、瞳孔及尿量。

表 3-1 中心静脉压与补液的关系

CVP	BP	原因	处理原则
低	低	血容量严重不足	充分补液
低	正常	血容量不足	适当补液
高	低	心功能不全或血容量相对过多	给强心药，纠正酸中毒，舒张血管
高	正常	容量血管过度收缩	舒张血管
正常	低	心功能不全或血容量不足	补液实验*

补液实验：取等渗盐水 250 mL，于 5～10 min 内经静脉滴入，若血压升高而 CVP 不变，提示血容量不足；若血压不变而 CVP 升高 3～5 cmH$_2$O，则提示心功能不全。

（三）应用血管活性药物的护理

应用过程中，严密监测血压变化。根据血压，不断调整药物用量与种类，严格控制药物浓度与滴数，使血压维持在稳定水平。同时严防液体外渗，以免造成局部组织坏死，每 24 h 更换一次输液管，以保护血管。

（四）预防感染

严格执行无菌操作规程。协助患者拍背，鼓励有效咳嗽、咳痰，痰液黏稠者给予雾化吸入。对不能自行排痰者，吸痰，保持呼吸道通畅。遵医嘱应用有效抗生素，预防肺部感染。加强留置导尿管的护理，预防泌尿系感染。

（五）心理护理

护士要保持镇静，做到忙而不乱，稳定患者和家属的情绪；用通俗易懂的语言向患者及家属耐心解释病情变化，指导其如何配合治疗，树立战胜疾病的信心。

八、健康教育

（1）加强自我保护意识，避免各种意外伤害。
（2）介绍发生意外伤害后的现场急救方法，如伤处加压包扎止血、骨折固定、及时转运等。
（3）发生高热或感染时应及时到医院就诊。

第二节 昏迷的护理

一、概述

意识（consciousness）是指大脑觉醒程度，即人们对自身及环境的感知，可通过语言和行动来表达，需要一个完整而正常的中枢神经系统的维持。当各种原因导致中枢神经系统结构或功能遭到损伤或破坏时，即可出现意识障碍。根据意识障碍的严重程度、意识范围的大小、内容及脑干反射可将意识分为意识水平下降、意识内容改变和特殊类型的意识障碍。意识水平下降的意识障碍又可分为嗜睡（somnolence）、昏睡（sopor）和昏迷（coma）。昏迷是临床常见急危重症之一，往往病情危重，应迅速明确诊断，采取急救措施挽救患者生命。

二、病因

1. 颅脑疾病
（1）中枢神经系统感染性疾病：见于各种脑炎、脑膜炎、脑脓肿等。
（2）脑血管病：见于脑出血、脑缺血、脑血栓、蛛网膜下隙出血等。
（3）颅脑外伤：见于脑震荡、脑挫伤、颅骨骨折、颅内血肿等。
（4）颅内占位性病变：如颅内肿瘤、脑脓肿等。

（5）其他：如颅内压增高综合征、癫、脑积水等。

2. 全身性疾病

（1）严重感染：如败血症、感染性休克、中毒性痢疾、肺炎等。

（2）内分泌与代谢障碍：如肝性脑病、肺性脑病、糖尿病酮症酸中毒、尿毒症、甲状腺危象、电解质平衡失调等。

（3）中毒：如一氧化碳、强酸强碱、有机磷农药、安眠药、重金属中毒等。

（4）物理性与缺氧性损害：如中暑、触电、淹溺、高原性昏迷等。

三、发病机制

正常情况下，人的意识活动包括"觉醒状态"及"意识内容与行为"。神经系统与意识直接相关的结构主要包括上行网状激活系统和大脑皮层。脑干网状结构接受各种感觉和外界刺激信息的传入纤维，发出大量投射纤维非特异性地投射到大脑皮质的区域，维持人的睡眠与觉醒状态。大脑皮质是思维、行为、记忆、情感和主意等意识内容活动的部分。当脑干网状结构上行激活系统抑制或大脑皮层广泛受损时，使觉醒状态减弱，意识内容减少或改变，即可造成意识障碍。

四、临床表现

（一）昏迷程度的判断

目前，关于昏迷程度的判断主要采用临床分级法和格拉斯哥昏迷评分法两种方法。

1. 临床分级法

昏迷是意识障碍的一种严重情况。昏迷按临床表现、刺激反应及反射活动分为浅昏迷、中昏迷、深昏迷。昏迷的分级见表3-2。

表3-2 昏迷的分级

分级	疼痛刺激反应	无意识自发动作	瞳孔对光反射	腱反射	生命体征
浅昏迷	有	可有	存在	存在	无变化
中昏迷	强刺激有	很少	减弱或消失	迟钝	轻度变化
深昏迷	无	无	消失	消失	明显变化

2. 格拉斯哥昏迷评分法 GCS（Glasgow coma scale）

昏迷分级评分法为世界许多国家所使用。此评分法简单易行，比较实用，但幼儿、聋哑人、精神障碍患者等因不能配合，老年人反应迟钝等使用受限。总分最高分为15分，最低分为3分。总分越低，表明意识障碍越重，8分以下者表明昏迷。格拉斯哥昏迷评分法见表3-3。

表3-3 格拉斯哥昏迷分级评分

睁眼反应	记分	言语反应	记分	运动反应	记分
自动睁眼	4	回答正确	5	遵医运动	6
呼唤睁眼	3	回答错误	4	刺痛定位	5
痛时睁眼	2	语无伦次	3	刺痛回缩	4
不能睁眼	1	只能发声	2	刺痛肢屈	3
		不能发声	1	刺痛肢伸	2
				不能活动	1

（二）生命体征的改变

体温、脉搏、呼吸、血压等生命体征的监测，有利于病情分析与昏迷病因的判断。

1. 体温

体温升高多见于感染性疾病；体温降低，见于休克、乙醇和镇静催眠药中毒、低血糖等。

2. 脉搏

昏迷伴脉搏缓慢有力，见于颅内压增高；脉搏过速，见于感染性疾病、休克、心力衰竭等；脉搏先慢后快并伴有血压下降，见于脑疝导致延髓生命中枢受压，提示预后不良。

3. 呼吸

深而快的呼吸见于各种原因引起的代谢性酸中毒，呼吸变浅可见于休克、心肺疾病、镇静药物中毒，呼吸缓慢见于颅内压增高或碱中毒。糖尿病昏迷者呼气有烂苹果味，尿毒症昏迷者呼气有氨味，有机磷农药中毒者呼气有大蒜味。

4. 血压

血压显著升高，见于颅内压增高、脑出血、高血压脑病、子痫等；血压急剧下降，见于心肌梗死、休克、深昏迷状态、镇静催眠药中毒。

（三）神经系统检查

1. 瞳孔

正常成人瞳孔双侧等大等圆，直径大体为 2~5 mm。双侧瞳孔散大见于阿托品、山莨菪碱、多巴胺等药物中毒、中枢神经病变等，双侧瞳孔缩小见于有机磷杀虫药、吗啡类药物中毒或脑桥病变等，一侧瞳孔散大见于动眼神经麻痹、小脑幕切迹疝，一侧瞳孔缩小见于 Horner 综合征或脑疝发生的早期。

2. 脑膜刺激征

昏迷患者均应检查脑膜刺激征。若患者脑膜刺激征阳性，伴有发热提示中枢神经系统感染，如脑膜炎、脑炎等；不伴发热多为蛛网膜下腔出血。

3. 运动功能

浅昏迷患者可能出现一些自主运动，如抓被子或屈伸患肢，随昏迷程度的加深而消失。

4. 反射

昏迷患者若没有局限性的脑部病变，各种生理反射均呈对称性减弱或消失，深反射也可亢进。脑组织存在局限性病变时，单侧病理反射阳性；弥漫性颅内损伤或脑干病变时，双侧的病理反射阳性。

五、辅助检查

（一）常规检查

血、尿常规、血糖、尿素、肌酐、血气分析、血电解质等实验室检查，有助于病情分析与诊断。

（二）特殊检查

特殊检查包括肝功能、肾功能、生化检查，或心电图、B超、X线摄片等。疑有颅脑病变者，根据需要选择 CT、MRI、脑电图、脑血管造影、脑脊液等检查。

六、治疗要点

昏迷患者的处理原则是维持基本生命体征，寻找病因，给予有效处置，防止重要脏器的进一步损害，具体包括：

（1）保持呼吸道通畅，吸氧，呼吸抑制者应用呼吸兴奋剂。
（2）维持有效的循环血量，给予强心、升压药物等抗休克治疗。
（3）控制高血压及过高体温。
（4）对症处理，如颅内压高者给予降颅压脱水治疗。
（5）病因治疗。
（6）预防或抗感染治疗。
（7）纠正水、电解质紊乱，补充营养。

七、护理诊断及医护合作性问题

1. 慢性意识障碍

与相关疾病的发作有关。

2. 清理呼吸道无效

与意识障碍有关。

3. 语言沟通障碍

与神经功能障碍有关。

4. 营养失调：低于机体需要

与一段时间不能进食、高热有关。

5. 有感染的危险

与侵入性治疗、免疫力降低、营养不良有关。

八、护理措施

（一）密切观察病情

定时监测生命体征，注意瞳孔大小及对光反射的变化。昏迷初期每 15～30 min 测量一次，病情稳定后每 4 h 测量一次。准确记录 24 h 出入量。持续评估 GCS 指数变化，若发现昏迷指数迅速下降，及时通知医生救治。

（二）呼吸道护理

患者去枕平卧位，头偏向一侧。检查口腔、喉部或气管有无梗阻，清除口鼻腔分泌物。呼吸困难者，行气管插管或气管切开，机械辅助通气。

（三）预防并发症

1. 预防感染

每 2～3 h 翻身拍背一次及时清除痰液，定期更换吸氧导管。口腔护理 3～4 次/d，预防口腔感染、溃疡等。眼睑不能闭合者，涂抗生素眼药膏加盖纱布，防止感染。留置导尿管者，保持尿管通畅，避免扭曲受压，尿道口护理 2 次/d，发现感染征象及时报告。

2. 预防压疮

保持床单柔软、清洁、干燥、平整，勤翻身、擦洗，骨隆起处垫气圈或海绵衬垫，定时按摩，协助患者被动活动，保持肢体功能位，有条件者使用气垫。

3. 营养支持

能吞咽者，少量多次喂食易消化食物；吞咽困难者，鼻饲给予营养丰富的食物。

九、健康教育

（1）指导患者家属和陪护人员做好患者的基础护理，防治并发症的发生。

（2）指导家属帮助患者被动肢体锻炼，防止肢体僵硬和肌肉萎缩。

（3）指导家属对长期昏迷的患者实施呼唤护理，促进其意识的恢复。

第四章

呼吸内科疾病护理

第一节 支气管哮喘

支气管哮喘是一种慢性气管炎症性疾病，其支气管壁存在以肥大细胞、嗜酸细胞和T淋巴细胞为主的炎性细胞浸润，可经治疗缓解或自然缓解。本病多发于青少年，儿童多于成人，城市多于农村。近年的流行病学显示，哮喘的发病率或病死率均有所增加，我国哮喘发病率为1%~2%。支气管哮喘的病因较为复杂，大多在遗传因素的基础上，受到体内外多种因素激发而发病，并反复发作。

一、临床表现

（一）症状和体征

典型的支气管哮喘，发作前多有鼻痒、打喷嚏、流涕、咳嗽、胸闷等先兆症状，进而出现呼气性的呼吸困难伴喘鸣，患者被迫呈端坐呼吸，咳嗽、咳痰。发作持续几十分钟至数小时后自行或经治疗缓解。此为速发性哮喘反应。迟发性哮喘反应时，患者气管呈持续高反应性状态，上述表现更为明显，较难控制。

少数患者可出现哮喘重度或危重度发作，表现为重度呼气性呼吸困难、焦虑、烦躁、端坐呼吸、大汗淋漓、嗜睡或意识模糊，经应用一般支气管扩张药物不能缓解。此类患者不及时救治，可危及生命。

（二）辅助检查

1. 血液检查

嗜酸性粒细胞、血清总免疫球蛋白E（IgE）及特异性免疫球蛋白E均可增高。

2. 胸部X线检查

哮喘发作期由于肺脏充气过度，肺部透亮度增高，合并感染时可见肺纹理增多及炎症阴影。

3. 肺功能检查

哮喘发作期有关呼气流速的各项指标，如第一秒用力呼气容积（FEV）、最大呼气流速峰值（PEF）等均降低。

二、治疗原则

本病的防治原则是去除病因，控制发作和预防发作。控制发作应根据患者发作的轻重程度，抓住解痉、抗炎两个主要环节，迅速控制症状。

（一）解痉

哮喘轻、中度发作时，常用氨茶碱稀释后静注或加入液体中静滴。根据病情吸入或口服 β_2- 受体激动剂。常用的 β_2- 受体激动剂气雾吸入剂有特布他林、喘乐宁、沙丁胺醇等。

哮喘重度发作时，应及早静脉给予足量氨茶碱及琥珀酸氢化可的松或甲泼尼龙琥珀酸钠，待病情得到控制后再逐渐减量，改为口服泼尼松龙，或根据病情吸入糖皮质激素，应注意不宜骤然停药，以免复发。

（二）抗感染

肺部感染的患者，应根据细菌培养及药敏结果选择应用有效抗生素。

（三）稳定内环境

及时纠正水、电解质及酸碱失衡。

（四）保证气管通畅

痰多而黏稠不易咳出或有严重缺氧及二氧化碳潴留者，应及时行气管插管吸出痰液，必要时行机械通气。

三、护理

（一）一般护理

（1）将患者安置在清洁、安静、空气新鲜、阳光充足的房间，避免接触过敏源，如花粉、皮毛、油烟等。护理操作时防止灰尘飞扬。喷洒灭蚊蝇剂或某些消毒剂时要转移患者。

（2）患者哮喘发作呼吸困难时应给予适宜的靠背架或过床桌，让患者伏桌而坐，以帮助呼吸，减少疲劳。

（3）给予营养丰富的易消化的饮食，多食蔬菜、水果，多饮水。同时注意保持大便通畅，减少因用力排便所致的疲劳。严禁食用与患者发病有关的食物，如鱼、虾、蟹等，并协助患者寻找过敏原。

（4）危重期患者应保持皮肤清洁干燥，定时翻身，防止褥疮发生。因大剂量使用糖皮质激素，应做好口腔护理，防止发生口腔炎。

（5）哮喘重度发作时，由于大汗淋漓，呼吸困难甚至有窒息感，因此患者极度紧张、烦躁、疲倦。要耐心安慰患者，及时满足患者需求，缓解紧张情绪。

（二）观察要点

1. 观察哮喘发作先兆

如患者主诉有鼻、咽、眼部发痒及咳嗽、流鼻涕等黏膜过敏症状时，应及时报告医师采取措施，减轻发作症状，尽快控制病情。

2. 观察药物毒副作用

氨茶碱 0.25 g 加入 25%～50% 葡萄糖注射液 20 mL 中静脉推注，时间至少要在 5 min 以上，因浓度过高或推注过快可使心肌过度兴奋而产生心悸、惊厥、血压骤降等严重反应。使用时要现配现用，静脉滴注时，不宜和维生素 C、促皮质激素、去甲肾上腺素、四环素类等配伍。糖皮质激素类药物久用可引起钠潴留、血钾降低、消化道溃疡病、高血压、糖尿病、骨质疏松、停药反跳等，须加强观察。

3. 根据患者缺氧情况调整氧流量

一般为 3～5 L/min。保持气体充分湿化，氧气湿化瓶每日更换、消毒，防止医源性感染。

4. 观察痰液黏稠度

哮喘发作患者由于过度通气，出汗过多，因而身体丢失水分增多，致使痰液黏稠形成痰栓，阻塞小支气管，导致呼吸不畅，感染难以控制。应通过静脉补液和饮水补足水分和电解质。

5. 严密观察有无并发症

如自发性气胸、肺不张、脱水、酸碱失衡、电解质紊乱、呼吸衰竭、肺性脑病等并发症。监测动脉血气、生化指标，如发现异常须及时对症处理。

6. 注意呼吸频率、深浅幅度和节律

重度发作患者喘鸣音减弱乃至消失，呼吸变浅，神志改变，常提示病情危急，应及时处理。

（三）家庭护理

1. 增强体质，积极防治感染

平时注意增加营养，根据病情做适量体力活动，如散步、做简易操、打太极拳等，以提高机体免疫力。当感染发生时应及时就诊。

2. 注意防寒避暑

寒冷可引起支气管痉挛，分泌物增加，同时感冒易致支气管及肺部感染。因此，冬季应适当提高居室温度，秋季进行耐寒锻炼防治感冒，夏季避免大汗，防止痰液过稠不易咳出。

3. 尽量避免接触过敏源

患者应戒烟，尽量避免到人员众多、空气污浊的公共场所。保持居室空气清新，室内可安装空气净化器。

4. 防止呼吸肌疲劳

坚持进行呼吸锻炼。

5. 稳定情绪

一旦哮喘发作，应控制情绪，保持镇静，及时吸入支气管扩张气雾剂。

6. 家庭氧疗

家庭氧疗又称缓解期氧疗，对于患者的病情控制，存活期的延长和生活质量的提高有着重要意义。家庭氧疗时应注意氧流量的调节，严禁烟火，防止火灾。

7. 缓解期处理

哮喘缓解期的防治非常重要，对于防止哮喘发作及恶化，维持正常肺功能，提高生活质量，保持正常活动量等均具有重要意义。哮喘缓解期患者，应坚持吸入糖皮质激素，可有效控制哮喘发作，吸入色甘酸钠和口服酮替酚亦有一定的预防哮喘发作的作用。

第二节　重症哮喘

支气管哮喘（简称哮喘）是常见的慢性呼吸道疾病之一。近年来，其患病率在全球范围内有逐年增加的趋势，参照全球哮喘防治创议（GINA）和我国 2008 年版支气管哮喘防治指南，将定义重新修订为哮喘是由多种细胞包括气道的炎性细胞、结构细胞（如嗜酸性粒细胞、肥大细胞、T 淋巴细胞、中性粒细胞、平滑肌细胞、气道上皮细胞等）和细胞组分参与的气道慢性炎症性疾病。这种慢性炎症导致气道高反应性，通常出现广泛多变的可逆性气流受限，并引起反复发作性的喘息、气急、胸闷或咳嗽等症状，常在夜间和/或清晨发作、加剧，多数患者可自行缓解或经治疗缓解。如果哮喘急性发作，虽经积极吸入糖皮质激素（≤1 000 μg/d）和应用长效 β_2 受体激动药或茶碱类药物治疗数小时，病情不缓解或继续恶化；或哮喘呈暴发性发作，哮喘发作后短时间内即进入危重状态，则称为重症哮喘。如病情不能得到有效控制，可迅速发展为呼吸衰竭而危及生命，故需住院治疗。

一、病因和发病机制

（一）病因

哮喘的病因还不十分清楚，目前认为同时受遗传因素和环境因素的双重影响。

（二）发病机制

哮喘的发病机制不完全清楚，可能是免疫-炎症反应、神经机制和气道高反应性及其之间的相互作用。重症哮喘目前已经基本明确的发病因素主要有以下几种。

1. 诱发因素的持续存在

诱发因素的持续存在使机体持续地产生抗原-抗体反应，发生气道炎症、气道高反应性和支气管痉挛，在此基础上，支气管黏膜充血水肿、大量黏液分泌并形成黏液栓，阻塞气道。

2. 呼吸道感染

细菌、病毒及支原体等的感染可引起支气管黏膜充血肿胀及分泌物增加，加重气道阻塞；某些微生物及其代谢产物还可以作为抗原引起免疫-炎症反应，使气道高反应性加重。

3. 糖皮质激素使用不当

长期使用糖皮质激素常常伴有下丘脑-垂体-肾上腺皮质轴功能抑制，突然减量或停用，可造成体内糖皮质激素水平的突然降低，造成哮喘的恶化。

4. 脱水、痰液黏稠、电解质紊乱

哮喘急性发作时，呼吸道丢失水分增加、多汗造成机体脱水，痰液黏稠不易咳出而阻塞大小气道，加重呼吸困难，同时由于低氧血症可使无氧酵解增加，酸性代谢产物增加，合并代谢性酸中毒，使病情进一步加重。

5. 精神心理因素

许多学者提出心理社会因素通过对中枢神经、内分泌和免疫系统的作用而导致哮喘发作，是使支气管哮喘发病率和死亡率升高的一个重要因素。

二、病理生理

重症哮喘的支气管黏膜充血水肿、分泌物增多甚至形成黏液栓以及气道平滑肌的痉挛导致呼吸道阻力在吸气和呼气时均明显升高，小气道阻塞，肺泡过度充气，肺内残气量增加，加重吸气肌肉的负荷，降低肺的顺应性，内源性呼气末正压（PEEPi）增大，导致吸气功耗增大。小气道阻塞，肺泡过度充气，相应区域毛细血管的灌注减低，引起肺泡通气/血流（V/Q）比例的失调，患者常出现低氧血症，多数患者表现为过度通气，通常$PaCO_2$降低，若$PaCO_2$正常或升高，应警惕呼吸衰竭的可能性或是否已经发生了呼吸衰竭。重症哮喘患者，若气道阻塞不迅速解除，潮气量将进行性下降，最终将会发生呼吸衰竭。哮喘发作持续不缓解，也可能出现血液循环的紊乱。

三、临床表现

（一）症状

重症哮喘患者常出现极度严重的呼气性呼吸困难、被迫采取坐位或端坐呼吸，干咳或咳大量白色泡沫痰，不能讲话、紧张、焦虑、恐惧、大汗淋漓。

（二）体征

患者常出现呼吸浅快，呼吸频率增快（>30次/min），可有三凹征，呼气期两肺满布哮鸣音，也可哮鸣音不出现，即所谓的"寂静胸"，心率增快（>120次/min），可有血压下降，部分患者出现奇脉、胸腹反常运动、意识障碍，甚至昏迷。

四、实验室检查和其他检查

（一）痰液检查

哮喘患者痰涂片显微镜下可见到较多嗜酸性粒细胞、脱落的上皮细胞。

（二）呼吸功能检查

哮喘发作时，呼气流速指标均显著下降，第1秒钟用力呼气容积（FEV_1）、第1秒钟用力呼气容积占用力肺活量比值（$FEV_1/FVC\%$，即1秒率）以及呼气峰值流速（PEF）均减少。肺容量指标可见用力肺活量减少、残气量增加、功能残气量和肺总量增加，残气占肺总量百分比增高。大多数成人哮喘患者呼气峰值流速<50%预计值则提示重症发作，呼气峰值流速<33%预计值提示危重或致命性发作，需做血气分析检查以监测病情。

（三）血气分析

由于气道阻塞且通气分布不均，通气/血流比例失衡，大多数重症哮喘患者有低氧血症，PaO_2<8.0 kPa（60 mmHg），少数患者PaO_2<6.0 kPa（45 mmHg），过度通气可使$PaCO_2$降低，pH上升，表现为呼吸性碱中毒；若病情进一步发展，气道阻塞严重，可有缺氧及CO_2潴留，$PaCO_2$上升，血pH下降，出现呼吸性酸中毒，若缺氧明显，可合并代谢性酸中毒。$PaCO_2$正常往往是哮喘恶化的指标，高碳酸血症是哮喘危重的表现，需给予足够的重视。

（四）胸部X线检查

早期哮喘发作时可见两肺透亮度增强，呈过度充气状态，并发呼吸道感染时可见肺纹理增加及炎性浸润阴影。重症哮喘要注意气胸、纵隔气肿及肺不张等并发症的存在。

（五）心电图检查

重症哮喘患者心电图常表现为窦性心动过速、电轴右偏、偶见肺性P波。

五、诊断

（一）哮喘的诊断标准

（1）反复发作喘息、气急、胸闷或咳嗽，多与接触变应原、冷空气、物理、化学性刺激以及病毒性上呼吸道感染、运动等有关。

（2）发作时双肺可闻及散在或弥漫性，以呼气相为主的哮鸣音，呼气相延长。

（3）上述症状和体征可经治疗缓解或自行缓解。

（4）除去其他疾病所引起的喘息、气急、胸闷和咳嗽。

（5）临床表现不典型者（如无明显喘息或体征），应至少具备以下1项试验阳性：①支气管激发试验或运动激发试验阳性；②支气管舒张试验阳性，第1秒用力呼气容积增加≥12%，且第1秒用力呼气容积增加绝对值≥200 mL；③呼气峰值流速日内（或2周）变异率≥20%。

符合（1）~（4）条或（4）~（5）条者，可以诊断为哮喘。

（二）哮喘的分期及分级

根据临床表现，哮喘可分为急性发作期、慢性持续期和临床缓解期。急性发作是指喘息、气促、咳嗽、胸闷等症状突然发生，或原有症状急剧加重，常有呼吸困难，以呼气流量降低为其特征，常因接触变应原、刺激物或呼吸道感染诱发。哮喘急性发作时病情严重程度可分为轻度、中度、重度、危重四级（表4-1）。

表4-1 哮喘急性发作时病情严重程度的分级

临床特点	轻度	中度	重度	危重
气短	步行、上楼时	稍事活动	休息时	
体位	可平卧	喜坐位	端坐呼吸	
谈话方式	连续成句	常有中断	仅能说出字和词	不能说话
精神状态	可有焦虑或尚安静	时有焦虑或烦躁	有焦虑、烦躁	嗜睡、意识模糊
出汗	无	有	大汗淋漓	
呼吸频率（次/min）	轻度增加	增加	> 30	
辅助呼吸肌活动及三凹征	常无	可有	常有	胸腹矛盾运动
哮鸣音	散在，呼气末期	响亮、弥漫	响亮、弥漫	减弱，甚至消失脉率变慢或不规则
脉率（次/min）	< 100	100 ~ 120	> 120	无
奇脉（深吸气时收缩压下降，mmHg）	无，< 10	可有，10 ~ 25	常有，≥ 25	
健用 β_2 受体激动药后呼气峰恒流速占预计值或个人最佳值 %	> 80%	60% ~ 80%	< 60% 或 100 L/min 或作用时间 < 2 h	< 60
PaO_2（吸空气，mmHg）	正常	≥ 60	< 60	> 45
$PaCO_2$（mmHg）	< 45	≤ 45	> 45	≤ 90
SaO_2（吸空气，%）	> 95	91 ~ 95	≤ 90	降低
pH				

六、鉴别诊断

（一）左侧心力衰竭引起的喘息样呼吸困难

（1）患者多有高血压、冠状动脉粥样硬化性心脏病、风湿性心脏病和二尖瓣狭窄等病史和体征。

（2）阵发性咳嗽，咳大量粉红色泡沫痰，两肺可闻及广泛的湿啰音和哮鸣音，左心界扩大，心率增快，心尖部可闻及奔马律。

注：1 mmHg = 0.133 kPa

（3）胸部X线及心电图检查符合左心病变。

（4）鉴别困难时，可雾化吸入β_2受体激动药或静脉注射氨茶碱缓解症状后，进一步检查，忌用肾上腺素或吗啡，以免造成危险。

（二）慢性阻塞性肺疾病

（1）中老年人多见，起病缓慢、病程较长，多有长期吸烟或接触有害气体的病史。

（2）慢性咳嗽、咳痰，晨间咳嗽明显，气短或呼吸困难逐渐加重。有肺气肿体征，两肺可闻及湿啰音。

（3）慢性阻塞性肺疾病急性加重期和哮喘区分有时十分困难，用支气管扩张药和口服或吸入激素做治疗性试验可能有所帮助。慢性阻塞性肺疾病也可与哮喘合并同时存在。

（三）上气道阻塞

（1）呼吸道异物者有异物吸入史。

（2）中央型支气管肺癌、气管支气管结核、复发性多软骨炎等气道疾病，多有相应的临床病史。

（3）上气道阻塞一般出现吸气性呼吸困难。

（4）胸部X线摄片、CT、痰液细胞学或支气管镜检查有助于诊断。

（5）平喘药物治疗效果不佳。

此外，应和变态反应性肺浸润、自发性气胸等相鉴别。

七、急诊处理

哮喘急性发作的治疗取决于发作的严重程度以及对治疗的反应。对于具有哮喘相关死亡高危因素的患者，应给予高度重视。高危患者包括：①曾经有过气管插管和机械通气的濒于致死性哮喘的病史；②在过去1年中因为哮喘而住院或看急诊；③正在使用或最近刚刚停用口服糖皮质激素；④目前未使用吸入糖皮质激素；⑤过分依赖速效β_2受体激动药，特别是每月使用沙丁胺醇（或等效药物）超过1支的患者；⑥有心理疾病或社会心理问题，包括使用镇静药；⑦有对哮喘治疗不依从的历史。

（一）轻度和部分中度急性发作哮喘患者可在家庭中或社区中治疗

治疗措施主要为重复吸入速效β受体激动药，在第1小时每次吸入沙丁胺醇100～200μg或特布他林250～500μg，必要时每20分钟重复1次，随后根据治疗反应，轻度调整为3～4小时再用2～4喷，中度1～2小时用6～10喷。如果对吸入性β_2受体激动药反应良好（呼吸困难显著缓解，呼气峰值流速占预计值＞80%或个人最佳值，且疗效维持3～4小时），通常不需要使用其他药物。如果治疗反应不完全，尤其是在控制性治疗的基础上发生的急性发作，应尽早口服糖皮质激素（泼尼松龙0.5～1 mg/kg或等效剂量的其他激素），必要时到医院就诊。

（二）部分中度和所有重度急性发作均应到急诊室或医院治疗

1. 联合雾化吸入β_2受体激动药和抗胆碱能药物

β_2受体激动药通过对气道平滑肌和肥大细胞等细胞膜表面的β_2受体的作用，舒张气道平滑肌，减少肥大细胞脱颗粒和介质的释放等，缓解哮喘症状。重症哮喘时应重复使用速效β_2受体激动药，推荐初始治疗时连续雾化给药，随后根据需要间断给药（6次/天）。雾化吸入抗胆碱能药物，如溴化异丙托品（常用剂量为50～125μg，3～4次/天）、溴化氧托品等可阻断节后迷走神经传出支，通过降低迷走神经张力而舒张支气管，与β_2受体激动药联合使用具有协同、互补作用，能够取得更好的支气管舒张作用。

2. 静脉使用糖皮质激素

糖皮质激素是最有效的控制气道炎症的药物，重度哮喘发作时应尽早静脉使用糖皮质激素，特别是对吸入速效 β_2 受体激动药初始治疗反应不完全或疗效不能维持者。如静脉及时给予琥珀酸氢化可的松（400～1 000 mg/d）或甲泼尼龙（80～160 mg/d），分次给药，待病情得到控制和缓解后，改为口服给药（如静脉使用激素 2～3 天，继之以口服激素 3～5 天），静脉给药和口服给药的序贯疗法有可能减少激素用量和不良反应。

3. 静脉使用茶碱类药物

茶碱具有舒张支气管平滑肌作用，并具有强心、利尿、扩张冠状动脉、兴奋呼吸中枢和呼吸肌等作用。临床上在治疗重症哮喘时静脉使用茶碱作为症状缓解药，静脉注射氨茶碱［首次剂量为 4～6 mg/kg，注射速度不宜超过 0.25 mg/(kg·min)，静脉滴注维持剂量为 0.6～0.8 mg/(kg·h)］，茶碱可引起心律失常、血压下降，甚至死亡，其有效、安全的血药浓度范围应在 6～15 μg/mL，在有条件的情况下应监测其血药浓度，及时调整浓度和滴速。发热、妊娠、抗结核治疗可以降低茶碱的血药浓度，而肝疾患、充血性心力衰竭以及合用西咪替丁（甲氰咪胍）、喹诺酮类、大环内酯类药物等可影响茶碱代谢而使其排泄减慢，增加茶碱的毒性作用，应引起重视，并酌情调整剂量。

4. 静脉使用 β_2 受体激动药

平喘作用较为迅速，但因全身不良反应的发生率较高，国内较少使用。

5. 氧疗

使 $SaO_2 \geq 90\%$，吸氧浓度一般 30% 左右，必要时增加至 50%，如有严重的呼吸性酸中毒和肺性脑病，吸氧浓度应控制在 30% 以下。

6. 气管插管机械通气

重度和危重哮喘急性发作经过氧疗、全身应用糖皮质激素、β_2 受体激动药等治疗，临床症状和肺功能无改善，甚至继续恶化，应及时给予机械通气治疗，其指征主要包括意识改变、呼吸肌疲劳、$PaCO_2 \geq 6.0$ kPa（45 mmHg）等。可先采用经鼻（面）罩无创机械通气，若无效应及早行气管插管机械通气。哮喘急性发作机械通气需要较高的吸气压，可使用适当水平的呼气末正压治疗。如果需要过高的气道峰压和平台压才能维持正常通气容积，可试用允许性高碳酸血症通气策略以减少呼吸机相关肺损伤。

八、急救护理

（一）护理目标

（1）及早发现哮喘先兆，保障最佳治疗时机，终止发作。
（2）尽快解除呼吸道阻塞，纠正缺氧，挽救患者生命。
（3）减轻患者身体、心理的不适及痛苦。
（4）提高患者的活动能力，提高生活质量。
（5）健康指导，提高自护能力，减少复发，维护肺功能。

（二）护理措施

（1）院前急救时的护理：①首先做好出诊前的评估。接到出诊联系电话时询问患者的基本情况，做出预测评估及相应的准备。除备常规急救药外，需备短效的糖皮质激素及 β_2 受体激动剂（气雾剂）、氨茶碱等。做好机械通气的准备，救护车上的呼吸机调好参数，准备吸氧面罩。②到达现场后，迅速评估病情及周围环境，判断是否有诱发因素。简单询问相关病史，评估病情。立即监测生命体征、意识状态的情况，发生呼吸、心搏骤停时立即配合医生进行心肺复苏，建立人工气道进行机械辅助通气。尽快解除呼吸道阻塞，及时纠正缺氧是抢救患者的关键。给予氧气吸入，面罩或者用高频呼吸机通气吸氧。遵医嘱立即帮助患者吸入糖皮质激素和 β_2 受体激动剂定量气雾剂，氨茶碱缓慢静脉滴注，肾上腺素 0.25～0.5 mg 皮下注射，30 min 后可重复 1 次。迅速建立静脉通道。固定好吸氧、输液管，保持通畅。

重症哮喘病情危急，严重缺氧导致极其恐惧、烦躁，护士要鼓励患者，端坐体位做好固定，扣紧安全带，锁定担架平车与救护车定位把手，并在旁扶持。运送途中，密切监护患者的呼吸频率及节律、血氧饱和度、血压、心率、意识的变化，观察用药反应。

（2）到达医院后，帮助患者取坐位或半卧位，放移动托板，使其身体伏于其上，利于通气和减少疲劳。立即连接吸氧装置，调好氧流量。检查静脉通道是否通畅。备吸痰器、气管插管、呼吸机、抢救药物、除颤器。连接监护仪，监测呼吸、心电、血压等生命体征。观察患者的意识、呼吸频率、哮鸣音高低变化。一般哮喘发作时，两肺布满高调哮鸣音，但重危哮喘患者，因呼吸肌疲劳和小气道广泛痉挛，使肺内气体流速减慢，哮鸣音微弱，出现"沉默胸"，提示病情危重。护士对病情变化要有预见性，发现异常及时报告医生处理。

（3）迅速收集病史、以往药物服用情况，评估哮喘程度。如果哮喘发作经数小时积极治疗后病情仍不能控制，或急剧进展，即为重症哮喘，此时病情不稳定，可危及生命，需要加强监护、治疗。

（4）确保气道通畅维护有效排痰、保持呼吸道通畅是急重症哮喘的护理重点。

①哮喘发作时，支气管黏膜充血水肿，腺体分泌亢进，合并感染更重，产生大量痰液。而此时患者因呼吸急促、喘息，呼吸道水分丢失，致使痰液黏稠不易咳出，大量黏痰形成痰栓阻塞气管、支气管，导致严重气道阻塞，加上气道痉挛，气道内压力明显增加，加重喘息及感染。因此必须注意补充水分，湿化气道，积极排痰，保持呼吸道通畅。

②按时协助患者翻身、叩背，加强体位引流；雾化吸入，湿化气道，稀释痰液，防止痰栓形成。采用小雾量、短时间、间歇雾化方式，湿化时密切观察患者呼吸状态，发现喘息加重、血氧饱和度下降等异常立即停止雾化。床边备吸痰器，防止痰液松解后大量涌出导致窒息。吸痰时动作轻柔、准确，吸力和深度适当，尽量减少刺激并达到有效吸引。每次吸痰时间不超过15 s，该过程中注意观察患者的面色、呼吸、血氧饱和度、血压及心率的变化。严格无菌操作，避免交叉感染。

（5）吸氧治疗的护理：①给氧方式、浓度和流量根据病情及血气分析结果予以调节。一般给予鼻导管吸氧，氧流量4～6 L/min；有二氧化碳潴留时，氧流量2～4 L/min；出现低氧血症时改用面罩吸氧，氧流量6～10 L/min。经过吸氧和药物治疗病情不缓解，低氧血症和二氧化碳潴留加剧时进行气管插管呼吸机辅助通气。此时应做好呼吸机和气道管理，防止医源性感染，及时有效地吸痰和湿化气道。气管插管患者吸痰前后均应吸入纯氧3～5 min。②吸氧治疗时，观察呼吸窘迫有无缓解，意识状况，末梢皮肤黏膜颜色、湿度等，定时监测血气分析。高浓度吸氧（>60%）持续6 h以上时应注意有无烦躁、情绪激动、呼吸困难加重等中毒症状。

（6）药物治疗的护理：终止哮喘持续发作的药物根据其作用机制可分为具有抗炎作用和缓解症状作用两大类。给药途径包括吸入、静脉和口服。①吸入给药的护理吸入的药物局部抗炎作用强，直接作用于呼吸道，所需剂量较小，全身性不良反应较少。剂型有气雾剂、干粉和溶液。护士指导患者正确吸入药物。先嘱患者将气呼尽，然后开始深吸气，同时喷出药液，吸气后屏气数秒，再慢慢呼出。吸入给药有口咽部局部的不良反应，包括声音嘶哑、咽部不适和念珠菌感染，吸药后让患者及时用清水含漱口咽部。密切观察与用药效果和不良反应，严格掌握吸入剂量。②静脉给药的护理经静脉用药有糖皮质激素、茶碱类及β受体激动剂。护士要熟练掌握常用静脉注射平喘药物的药理学、药代动力学、药物的不良反应、使用方法及注意事项，严格执行医嘱的用药剂量、浓度和给药速度，合理安排输液顺序。保持静脉通路畅通，药液无外渗，确保药液在规定时间内输入。观察治疗反应，监测呼吸频率、节律、血氧饱和度、心率、心律和哮喘症状的变化等。应用拟肾上腺素和茶碱类药物时应注意观察有无心律失常、心动过速、血压升高、肌肉震颤、抽搐、恶心、呕吐等不良反应，严格控制输入速度，及时反馈病情变化，供医生及时调整医嘱，保持药物剂量适当；应用大剂量糖皮质激素类药物应观察是否有消化道出血或水钠潴留、低钾性碱中毒等表现，发现后及时通知医师处理。③口服给药重度哮喘吸入大剂量激素治疗无效的患者应早期口服糖皮质激素，一般使用半衰期较短的糖皮质激素，如泼尼松、泼尼松龙或甲基泼尼松龙等。每次服药护士应协助，看患者服下，防止漏服或服用时间不恰当。正确的服用方法是每日或隔日清晨顿服，以减少外源性激素对脑垂体-肾上腺轴的抑制作用。

（7）并发症的观察和护理：重危哮喘患者主要并发症是气胸、皮下气肿、纵隔气肿、心律失常、心功能不全等，发生时间主要在发病48 h内，尤其是前24 h。在入院早期要特别注意观察，尤应注意应用呼吸机治疗者及入院前有肺气肿和/或肺心病的重症哮喘患者。①气胸是发生率最高的并发症。气胸发生的征象是清醒患者突感呼吸困难加重、胸痛、烦躁不安，血氧饱和度降低。由于胸膜腔内压增加，使用呼吸机时机器报警。护士此时要注意观察有无气管移位，血流动力学是否稳定等，并立即报告医生处理。②皮下气肿一般发生在颈胸部，重者可累及到腹部。表现为颈胸部肿胀，触诊有握雪感或捻发感。单纯皮下气肿一般对患者影响较轻，但是皮下气肿多来自气胸或纵隔气肿，如处理不及时可危及生命。③纵隔气肿是最严重的并发症，可直接影响到循环系统，导致血压下降、心律失常，甚至心搏骤停，短时间内导致患者死亡。发现皮下气肿，同时有血压、心律的明显改变，应考虑到纵隔气肿的可能，立即报告医生急救处理。④心律失常患者存在的低氧及高碳酸血症、氨茶碱过量、电解质紊乱、胸部并发症等，均可导致各种期前收缩、快速心房纤颤、室上速等心律失常。发现新出现的心律失常或原有心律失常加重，要针对性地观察是否存在上述原因，做出相应的护理并报告医生处理。

（8）出入量管理：急重症哮喘发作时因张口呼吸、大量出汗等原因容易导致脱水、痰液黏稠不易咳出，必须严格出入量管理，为治疗提供准确依据。监测尿量，必要时留置导尿，准确记录24 h出入量及每小时尿量，观察出汗情况、皮肤弹性，若尿量少于30 mL/h，应通知医生处理。神志清醒者，鼓励饮水。对口服不足及神志不清者，经静脉补充水分，一般每日补液2 500～3 000 mL，根据患者的心功能状态调整滴速，避免诱发心力衰竭、急性肺水肿。在补充水分的同时应严密监测血清电解质，及时补充纠正，保持酸碱平衡。

（9）基础护理：哮喘发作时，患者生活不能自理，护士要做好各项基础护理，尽量维护患者的舒适感。

①保持病室空气新鲜流通，温度（18～22℃）、湿度（50%～60%）适宜，避免寒冷、潮湿、异味。注意保暖，避免受凉感冒。室内不摆放花草，整理床铺时防止尘埃飞扬。护理操作尽量集中进行，保障患者休息。

②帮助患者取舒适的半卧位和坐位，适当用靠垫等维持，减轻患者体力。每日3次进行常规口腔、鼻腔清洁护理，有利于呼吸道通畅，预防感染并发症。口唇干燥时涂液状石蜡。

③保持床铺清洁、干燥、平整。对意识障碍加强皮肤护理，保持皮肤清洁、干燥，及时擦干汗液，更换衣服，每2小时翻身1次，避免局部皮肤长期受压。协助床上排泄，提供安全空间，尊重患者，及时清理污物并清洗会阴。

（10）安全护理：为意识不清、烦躁的患者提供保护性措施，使用床档，防止坠床摔伤。哮喘发作时，患者常采取强迫坐位，给予舒适的支撑物，如移动餐桌、升降架等。哮喘缓解后，协助患者侧卧位休息。

（11）饮食护理：给予高热量、高维生素、易消化的流质食物，病情好转后改半流质、普通饮食。避免产气、辛辣、刺激性食物及容易引起过敏的食物，如鱼、虾等。

（12）心理护理：严重缺氧时患者异常痛苦，有窒息和濒死感，患者均存在不同程度的焦虑、烦躁或恐惧，后者诱发或加重哮喘，形成恶性循环。护士应主动与患者沟通，提供细致护理，给患者精神安慰及心理支持，说明良好的情绪能促进缓解哮喘，帮助患者控制情绪。

（13）健康教育：为了有效控制哮喘发作，防止病情恶化，必须提高患者的自我护理能力，并且鼓励亲属参与教育计划，使其准确了解患者的需求，能提供更合适的帮助。患者经历自我处理成功的体验后会增加控制哮喘的信心，改善生活质量，提高治疗依从性。具体内容主要有：①哮喘相关知识，包括支气管哮喘的诱因、前驱症状、发作时的简单处理、用药等；②自我护理技能的培养，包括气雾剂的使用、正确使用峰流速仪监测、合理安排日常生活和定期复查等。

指导环境控制：识别致敏源和刺激物，如宠物、花粉、油漆、皮毛、灰尘、吸烟、刺激性气体等，尽量减少与之接触。居室或工作学习的场所要保持清洁，常通风。

呼吸训练指导：患者正确的腹式呼吸法、轻咳排痰法及缩唇式呼吸等，保证哮喘发作时能有效地呼吸。

病情监护指导：指导患者自我检测病情，每天用袖珍式峰流速仪监测最大呼出气流速，并进行评定和记录。急性发作前的征兆有使用短效β受体激动剂次数增加、早晨呼气峰流速下降、夜间苏醒次数增加或不能入睡、夜间症状严重等。一旦有上述征象，及时复诊。嘱患者随身携带止喘气雾剂，一出现哮喘先兆时立即吸入，同时保持平静。通过指导患者及照护者掌握哮喘急性发作的先兆和处理常识，把握好急性加重前的治疗时间窗，一旦发生时能采取正确的方式进行自救和就医，避免病情恶化或争取抢救时间。

指导患者严格遵医嘱服药：指导患者应在医生指导下坚持长期、规则、按时服药，向患者及照护者讲明各种药物的不良反应及服用时注意事项，指导其加强病情观察。如疗效不佳或出现严重不良反应时立即与医生联系，不能随意更改药物种类、增减剂量或擅自停药。

指导患者适当锻炼，保持情绪稳定：在缓解期可做医疗体操、呼吸训练、太极拳等，戒烟，减少对气道的刺激。避免情绪激动、精神紧张和过度疲劳，保持愉快情绪。

指导个人卫生和营养：细菌和病毒感染是哮喘发作的常见诱因。哮喘患者应注意与流感者隔离，定期注射流感疫苗，预防呼吸道感染。保持良好的营养状态，增强抗感染的能力。胃肠道反流可诱发哮喘发作，睡前3 h禁饮食、抬高枕头可预防。

第三节 急性呼吸窘迫综合征

急性呼吸窘迫综合征（acute respiratory distress syndrome，ARDS）是指严重感染、创伤、休克等非心源性疾病过程中，肺毛细血管内皮细胞和肺泡上皮细胞损伤造成弥漫性肺间质及肺泡水肿，导致的急性低氧性呼吸功能不全或衰竭，属于急性肺损伤（acute lung injury，ALI）的严重阶段。以肺容积减少、肺顺应性降低、严重的通气/血流比例失调为病理生理特征。临床上表现为进行性低氧血症和呼吸窘迫，肺部影像学表现为非均一性的渗出性病变。本病起病急，进展快，死亡率高。

ALI和ARDS是同一疾病过程中的两个不同阶段，ALI代表早期和病情相对较轻的阶段，而ARDS代表后期病情较为严重的阶段。发生ARDS时患者必然经历过ALI，但并非所有的ALI都要发展为ARDS。引起ALI和ARDS的原因和危险因素很多，根据肺部直接和间接损伤对危险因素进行分类，可分为肺内因素和肺外因素。肺内因素是指致病因素对肺的直接损伤，包括：①化学性因素，如吸入毒气、烟尘、胃内容物及氧中毒等；②物理性因素，如肺挫伤、放射性损伤等；③生物性因素，如重症肺炎。肺外因素是指致病因素通过神经体液因素间接引起肺损伤，包括严重休克、感染中毒症、严重非胸部创伤、大面积烧伤、大量输血、急性胰腺炎、药物或麻醉品中毒等。ALI和ARDS的发生机制非常复杂，目前尚不完全清楚。多数学者认为，ALI和ARDS是由多种炎性细胞、细胞因子和炎性介质共同参与引起的广泛肺毛细血管急性炎症性损伤过程。

一、临床特点

ARDS的临床表现可以有很大差别，取决于潜在疾病和受累器官的数目和类型。

（一）症状体征

（1）发病迅速：ARDS多发病迅速，通常在发病因素攻击（如严重创伤、休克、败血症、误吸）后12~48 h发病，偶尔有长达5天者。

（2）呼吸窘迫：是ARDS最常见的症状，主要表现为气急和呼吸频率增快，呼吸频率大多在25~50次/min。其严重程度与基础呼吸频率和肺损伤的严重程度有关。

（3）咳嗽、咳痰、烦躁和神志变化：ARDS可有不同程度的咳嗽、咳痰，可咳出典型的血水样痰，可出现烦躁、神志恍惚。

（4）发绀：是未经治疗ARDS的常见体征。

（5）ARDS患者也常出现呼吸类型的改变，主要为呼吸浅快或潮气量的变化。病变越严重，这一改变越明显，甚至伴有吸气时鼻翼翕动及三凹征。在早期自主呼吸能力强时，常表现为深快呼吸，当呼吸肌疲劳后，则表现为浅快呼吸。

（6）早期可无异常体征，或仅有少许湿啰音；后期多有水泡音，亦可出现管状呼吸音。

（二）影像学表现

1. X线胸片

早期病变以间质性为主，胸部X线片常无明显异常或仅见血管纹理增多，边缘模糊，双肺散在分布的小斑片状阴影。随着病情进展，上述的斑片状阴影进一步扩展，融合成大片状，或两肺均匀一致增加的毛玻璃样改变，伴有支气管充气征，心脏边缘不清或消失，称为"白肺"。

2. 胸部CT

与X线胸片相比，胸部CT尤其是高分辨CT（HRCT）可更为清晰地显示出肺部病变分布、范围和形态，为早期诊断提供帮助。由于肺毛细血管膜通透性一致性增高，引起血管内液体渗出，两肺斑片状阴影呈现重力依赖性现象，还可出现变换体位后的重力依赖性变化。在CT上表现为病变分布不均匀：①非重力依赖区（仰卧时主要在前胸部）正常或接近正常；②前部和中间区域呈毛玻璃样阴影；③重力依赖区呈现实变影。这些提示肺实质的实变出现在受重力影响最明显的区域。无肺泡毛细血管膜损伤时，两肺斑片状阴影均匀分布，既不出现重力依赖现象，也无变换体位后的重力依赖性变化。这一特点有助于与感染性疾病鉴别。

（三）实验室检查

1. 动脉血气分析

PaO_2 < 8.0 kPa（60 mmHg），有进行性下降趋势，在早期$PaCO_2$多不升高，甚至可因过度通气而低于正常；早期多为单纯呼吸性碱中毒；随病情进展可合并代谢性酸中毒，晚期可出现呼吸性酸中毒。氧合指数较动脉氧分压更能反映吸氧时呼吸功能的障碍，而且与肺内分流量有良好的相关性，计算简便。氧合指数参照范围为53.2～66.5 kPa（400～500 mmHg），在ALI时氧合指数≤300 mmHg，ARDS时氧合指数≤200 mmHg。

2. 血流动力学监测

通过漂浮导管，可同时测定并计算肺动脉压（PAP）、肺动脉楔压（PAWP）等，不仅对诊断、鉴别诊断有价值，而且对机械通气治疗亦为重要的监测指标。肺动脉楔压一般< 1.6 kPa（12 mmHg），若> 2.4 kPa（18 mmHg），则支持左侧心力衰竭的诊断。

3. 肺功能检查

ARDS发生后呼吸力学发生明显改变，包括肺顺应性降低和气道阻力增高，肺无效腔/潮气量是不断增加的，肺无效腔/潮气量增加是早期ARDS的一种特征。

二、诊断及鉴别诊断

1999年，中华医学会呼吸病学分会制定的诊断标准如下。

（1）有ALI和/或ARDS的高危因素。

（2）急性起病、呼吸频数和/或呼吸窘迫。

（3）低氧血症：ALI时氧合指数≤300 mmHg，ARDS时氧合指数≤200 mmHg。

（4）胸部X线检查显示两肺浸润阴影。

（5）肺动脉楔压≤2.4 kPa（18 mmHg）或临床上能除外心源性肺水肿。

符合以上5项条件者，可以诊断ALI或ARDS。必须指出，ARDS的诊断标准并不具有特异性，诊断时必须排除大片肺不张、自发性气胸、重症肺炎、急性肺栓塞和心源性肺水肿（表4-2）。

表4-2 ARDS与心源性肺水肿的鉴别

类别	ARDS	心源性肺水肿
特点	高渗透性	高静水压
病史	伤，感染等	心脏疾病
双肺浸润阴影	+	+

续表

类别	ARDS	心源性肺水肿
重力依赖性分布现象	+	+
发热	+	可能
白细胞增多	+	可能
胸腔积液	-	+
吸纯氧后分流	较高	可较高
肺动脉楔压	正常	高
肺泡液体蛋白	高	低

三、急诊处理

ARDS是呼吸系统的一个急症，必须在严密监护下进行合理治疗。治疗目标是改善肺的氧合功能，纠正缺氧，维护脏器功能和防治并发症。治疗措施如下。

（一）氧疗

应采取一切有效措施尽快提高PaO_2，纠正缺氧。可给高浓度吸氧，使$PaO_2 \geq 8.0$ kPa（60 mmHg）或$SaO_2 \geq 90\%$。轻症患者可使用面罩给氧，但多数患者需采用机械通气。

（二）去除病因

病因治疗在ARDS的防治中占有重要地位，主要是针对涉及的基础疾病。感染是ALI和ARDS常见原因也是首位高危因素，而ALI和ARDS又易并发感染。如果ARDS的基础疾病是脓毒症，除了清除感染灶外，还应选择敏感抗生素，同时收集痰液或血液标本分离培养病原菌和进行药敏试验，指导下一步抗生素的选择。一旦建立人工气道并进行机械通气，即应给予广谱抗生素，以预防呼吸道感染。

（三）机械通气

机械通气是最重要的支持手段。如果没有机械通气，许多ARDS患者会因呼吸衰竭在数小时至数天内死亡。机械通气的指征目前尚无统一标准，多数学者认为一旦诊断为ARDS，就应进行机械通气。在ALI阶段可试用无创正压通气，使用无创机械通气治疗时应严密监测患者的生命体征及治疗反应。神志不清、休克、气道自洁能力障碍的ALI和ARDS患者不宜应用无创机械通气。如无创机械通气治疗无效或病情继续加重，应尽快建立人工气道，行有创机械通气。

为了防止肺泡萎陷，保持肺泡开放，改善氧合功能，避免机械通气所致的肺损伤，目前常采用肺保护性通气策略，主要措施包括以下两方面。

1. 呼气末正压

适当加用呼气末正压可使呼气末肺泡内压增大，肺泡保持开放状态，从而达到防止肺泡萎陷，减轻肺泡水肿，改善氧合功能和提高肺顺应性的目的。应用呼气末正压应首先保证有效循环血容量足够，以免因胸内正压增加而降低心排血量，而减少实际的组织氧运输；呼气末正压先从低水平$0.29 \sim 0.49$ kPa（$3 \sim 5$ cmH_2O）开始，逐渐增加，直到$PaO_2 > 8.0$ kPa（60 mmHg）、$SaO_2 > 90\%$时的呼气末正压水平，一般呼气末正压水平为$0.49 \sim 1.76$ kPa（$5 \sim 18$ cmH_2O）。

2. 小潮气量通气和允许性高碳酸血症

ARDS患者采用小潮气量（$6 \sim 8$ mL/kg）通气，使吸气平台压控制在$2.94 \sim 34.3$ kPa（$30 \sim 35$ cmH_2O）以下，可有效防止因肺泡过度充气而引起的肺损伤。为保证小潮气量通气的进行，可允许一定程度的CO_2潴留［$PaCO_2$一般不宜高于$10.7 \sim 13.3$ kPa（$80 \sim 100$ mmHg）］和呼吸性酸中毒（pH $7.25 \sim 7.30$）。

（四）控制液体入量

在维持血压稳定的前提下，适当限制液体入量，配合利尿药，使出入量保持轻度负平衡（每天500 mL左右），使肺脏处于相对"干燥"状态，有利于肺水肿的消除。液体管理的目标是在最低（$0.7 \sim 1.1$

kPa 或 5～8 mmHg）的肺动脉楔压下维持足够的心排血量及氧运输量。在早期可给予高渗晶体液，一般不推荐使用胶体液。存在低蛋白血症的 ARDS 患者，可通过补充清蛋白等胶体溶液和应用利尿药，有助于实现液体负平衡，并改善氧合。若限液后血压偏低，可使用多巴胺和多巴酚丁胺等血管活性药物。

（五）加强营养支持

营养支持的目的在于不但纠正现有的患者的营养不良，还应预防患者营养不良的恶化。营养支持可经胃肠道或胃肠外途径实施。如有可能应尽早经胃肠补充部分营养，不但可以减少补液量，而且可获得经胃肠营养的有益效果。

（六）加强护理，防治并发症

有条件时应在 ICU 中动态监测患者的呼吸、心律、血压、尿量及动脉血气分析等，及时纠正酸碱失衡和电解质紊乱。注意预防呼吸机相关性肺炎的发生，尽量缩短病程和机械通气时间，加强物理治疗，包括体位、翻身、拍背、排痰和气道湿化等。积极防治应激性溃疡和多器官功能障碍综合征。

（七）其他治疗

糖皮质激素、肺泡表面活性物质替代治疗、吸入一氧化氮在 ALI 和 ARDS 的治疗中可能有一定价值，但疗效尚不肯定。不推荐常规应用糖皮质激素预防和治疗 ARDS。糖皮质激素既不能预防 ARDS 的发生，对早期 ARDS 也没有治疗作用。ARDS 发病 > 14 天应用糖皮质激素会明显增加病死率。感染性休克并发 ARDS 的患者，如合并肾上腺皮质功能不全，可考虑应用替代剂量的糖皮质激素。肺表面活性物质，有助于改善氧合，但是还不能将其作为 ARDS 的常规治疗手段。

四、急救护理

在救治 ARDS 过程中，精心护理是抢救成功的重要环节。护士应做到及早发现病情，迅速协助医生采取有力的抢救措施。密切观察患者生命体征，做好各项记录，准确完成各种治疗，备齐抢救器械和药品，防止机械通气和气管切开的并发症。

（一）护理目标

（1）及早发现 ARDS 的迹象，及早有效地协助抢救。维持生命体征稳定，挽救患者生命。

（2）做好人工气道的管理，维持患者最佳气体交换，改善低氧血症，减少机械通气并发症。

（3）采取俯卧位通气护理，缓解肺部压迫，改善心脏的灌注。

（4）积极预防感染等各种并发症，提高救治成功率。

（5）加强基础护理，增加患者舒适感。

（6）减轻患者心理不适，使其合作、平静。

（二）护理措施

（1）及早发现病情变化：ARDS 通常在疾病或严重损伤的最初 24～48 h 后发生。首先出现呼吸困难，通常呼吸浅快。吸气时可存在肋间隙和胸骨上窝凹陷。皮肤可出现发绀和斑纹，吸氧不能使之改善。

护士发现上述情况要高度警惕，及时报告医生，进行动脉血气和胸部 X 线等相关检查。一旦诊断考虑 ARDS，立即积极治疗。若没有机械通气的相应措施，应尽早转至有条件的医院。患者转运过程中应有专职医生和护士陪同，并准备必要的抢救设备，氧气必不可少。若有指征行机械通气治疗，可以先行气管插管后转运。

（2）迅速连接监测仪，密切监护心率、心律、血压等生命体征，尤其是呼吸的频率、节律、深度及血氧饱和度等。观察患者意识、发绀情况、末梢温度等。注意有无呕血、黑粪等消化道出血的表现。

（3）氧疗和机械通气的护理：治疗 ARDS 最紧迫问题在于纠正顽固性低氧，改善呼吸困难，为治疗基础疾病赢得时间。需要对患者实施氧疗甚至机械通气。

严密监测患者呼吸情况及缺氧症状。若单纯面罩吸氧不能维持满意的血氧饱和度，应予辅助通气。首先可尝试采用经面罩持续气道正压吸氧等无创通气，但大多需要机械通气吸入氧气。遵医嘱给予高浓度氧气吸入或使用呼气末正压呼吸（positive end expiratory pressure，PEEP），并根据动脉血气分析值的变化调节氧浓度。

使用 PEEP 时应严密观察，防止患者出现气压伤。PEEP 是在呼气终末时给予气道以一恒定正压使之不能恢复到大气压的水平。可以增加肺泡内压和功能残气量改善氧合，防止呼气使肺泡萎陷，增加气体分布和交换，减少肺内分流，从而提高 PaO_2。由于 PEEP 使胸腔内压升高，静脉回流受阻，致心搏减少，血压下降，严重时可引起循环衰竭，另外正压过高，肺泡过度膨胀、破裂有导致气胸的危险。所以在监护过程中，注意 PEEP 观察有无心率增快、突然胸痛、呼吸困难加重等相关症状，发现异常立即调节 PEEP 压力并报告医生处理。

帮助患者采取有利于呼吸的体位，如端坐位或高枕卧位。

人工气道的管理有以下几方面：①妥善固定气管插管，观察气道是否通畅，定时对比听诊双肺呼吸音。经口插管者要固定好牙垫，防止阻塞气道。每班检查并记录导管刻度，观察有无脱出或误入一侧主支气管。套管固定松紧适宜，以能放入一指为准。②气囊充气适量。充气过少易产生漏气，充气过多可压迫气管黏膜导致气管食管瘘，可以采用最小漏气技术，用来减少并发症发生。方法：用 10 mL 注射器将气体缓慢注入，直至在喉及气管部位听不到漏气声，向外抽出气体 0.25 ~ 0.5 mL/次，至吸气压力到达峰值时出现少量漏气为止，再注入 0.25 ~ 0.5 mL 气体，此时气囊容积为最小封闭容积，气囊压力为最小封闭压力，记录注气量。观察呼吸机上气道峰压是否下降及患者能否发音说话，长期机械通气患者要观察气囊有无破损、漏气现象。③保持气道通畅。严格无菌操作，按需适时吸痰。过多反复抽吸会刺激黏膜，使分泌物增加。先吸气道再吸口、鼻腔，吸痰前给予充分气道湿化、翻身叩背、吸纯氧 3 min，吸痰管最大外径不超过气管导管内径的 1/2，迅速插吸痰管至气管插管，感到阻力后撤回吸痰管 1 ~ 2 cm，打开负压边后退边旋转吸痰管，吸痰时间不应超过 15 s。吸痰后密切观察痰液的颜色、性状、量及患者心率、心律、血压和血氧饱和度的变化，一旦出现心律失常和呼吸窘迫，立即停止吸痰，给予吸氧。④用加温湿化器对吸入气体进行湿化，根据病情需要加入盐酸氨溴索、异丙阿托品等，每日 3 次雾化吸入。湿化满意标准为痰液稀薄、无泡沫、不附壁能顺利吸出。⑤呼吸机使用过程中注意电源插头要牢固，不要与其他仪器共用一个插座；机器外部要保持清洁，上端不可放置液体；开机使用期间定时倒掉管道及集水瓶内的积水，集水瓶安装要牢固；定时检查管道是否漏气、有无打折、压缩机工作是否正常。

（4）维持有效循环，维持出入液量轻度负平衡。循环支持治疗的目的是恢复和提供充分的全身灌注，保证组织的灌流和氧供，促进受损组织的恢复。在能保持酸碱平衡和肾功能前提下达到最低水平的血管内容量。①护士应迅速帮助完成该治疗目标。选择大血管，建立 2 个以上的静脉通道，正确补液，改善循环血容量不足。②严格记录出入量、每小时尿量。出入量管理的目标是在保证血容量、血压稳定前提下，24 h 出量大于入量 500 ~ 1 000 mL，利于肺内水肿液的消退。充分补充血容量后，护士遵医嘱给予利尿剂，消除肺水肿。观察患者对治疗的反应。

（5）俯卧位通气护理：由仰卧位改变为俯卧位，可使 75% ARDS 患者的氧合改善。可能与血流重新分布，改善背侧肺泡的通气，使部分萎陷肺泡再膨胀达到"开放肺"的效果有关。随着通气/血流比例的改善进而改善了氧合。但存在血流动力学不稳定、颅内压增高、脊柱外伤、急性出血、骨科手术、近期腹部手术、妊娠等为禁忌实施俯卧位。①患者发病 24 ~ 36 h 后取俯卧位，翻身前给予纯氧吸入 3 min。预留足够的管路长度，注意防止气管插管过度牵拉致脱出。②为减少特殊体位给患者带来的不适，用软枕垫高头部 15° ~ 30°，嘱患者双手放在枕上，并在髋、膝、踝部放软枕，每 1 ~ 2 h 更换 1 次软枕的位置，每 4 h 更换 1 次体位，同时考虑患者的耐受程度。③注意血压变化，因俯卧位时支撑物放置不当，可使腹压增加，下腔静脉回流受阻而引起低血压，必要时在翻身前提高吸氧浓度。④注意安全、防坠床。

（6）预防感染的护理：①注意严格无菌操作，每日更换气管插管切口敷料，保持局部清洁干燥，预防或消除继发感染。②加强口腔及皮肤护理，以防护理不当而加重呼吸道感染及发生褥疮。③密切观察体温变化，注意呼吸道分泌物的情况。

（7）心理护理，减轻恐惧，增加心理舒适度：①评估患者的焦虑程度，指导患者学会自我调整心理状态，调控不良情绪。主动向患者介绍环境，解释治疗原则，解释机械通气、监测及呼吸机的报警系统，尽量消除患者的紧张感。②耐心向患者解释病情，对患者提出的问题要给予明确、有效和积极的信息，消除心理紧张和顾虑。③护理患者时保持冷静和耐心，表现出自信和镇静。④如果患者由于呼吸困难或人工通气不能讲话，可提供纸笔或以手势与患者交流。⑤加强巡视，了解患者的需要，帮助患者解决问题。⑥帮助并指导患者及家属应用松弛疗法、按摩等。

（8）营养护理：ARDS患者处于高代谢状态，应及时补充热量和高蛋白、高脂肪营养物质。能量的摄取既应满足代谢的需要，又应避免糖类的摄取过多，蛋白摄取量一般为每天1.2~1.5 g/kg。

尽早采用肠内营养，协助患者取半卧位，充盈气囊，证实胃管在胃内后，用加温器和输液泵匀速泵入营养液。若有肠鸣音消失或胃潴留，暂停鼻饲，给予胃肠减压。一般留置5~7天后拔除，更换到对侧鼻孔，以减少鼻窦炎的发生。

（三）健康指导

在疾病的不同阶段，根据患者的文化程度做好有关知识的宣传和教育，让患者了解病情的变化过程。

（1）提供舒适安静的环境以利于患者休息，指导患者正确卧位休息，讲解由仰卧位改变为俯卧位的意义，尽可能减少特殊体位给患者带来的不适。

（2）向患者解释咳嗽、咳痰的重要性，指导患者掌握有效咳痰的方法，鼓励并协助患者咳嗽，排痰。

（3）指导患者自己观察病情变化，如有不适及时通知医护人员。

（4）嘱患者严格按医嘱用药，按时服药，不要随意增减药物剂量及种类。服药过程中，需密切观察患者用药后反应，以指导用药剂量。

（5）出院指导：指导患者出院后仍以休息为主，活动量要循序渐进，注意劳逸结合。此外，患者病后生活方式的改变需要家人的积极配合和支持，应指导患者家属给患者创造一个良好的身心休养环境。出院后1个月内来院复查1~2次，出现情况随时来院复查。

第五章 心内科疾病护理

第一节 冠心病的护理

一、动脉粥样硬化

动脉粥样硬化是一组最常见、最重要的动脉硬化的血管病之一。各种动脉硬化的共同特点是动脉管壁增厚变硬、管腔缩小和失去弹性。由于在动脉内膜积聚的脂质外观呈黄色粥样，因此称为动脉粥样硬化。

我国动脉粥样硬化的发病率呈逐年上升趋势，多见40岁以上中老年人，以49岁以后进展最快。近年来，发病年龄有年轻化趋势。

（一）病因和发病情况

本病病因尚未十分确定，研究表明，本病是多种因素作用于多个环节所致，这些因素称为危险因素，主要有以下几种。

（1）年龄、性别：临床多见40岁以上的中老年人，女性发病率较男性低。

（2）血脂异常：血脂代谢异常为动脉粥样硬化最重要的危险因素。近年研究发现，总胆固醇（TC）、三酰甘油（TG）、低密度脂蛋白胆固醇（LDH-C）或极低密度脂蛋白胆固醇（VLDH-C）增高，相应的载脂蛋白增高；高密度脂蛋白胆固醇（HDH-C）减低，载脂蛋白A降低都被认为是危险因素。

（3）高血压：60%~70%的冠状动脉粥样硬化的患者有高血压，高血压患者患本病较血压正常者高3~4倍。

（4）吸烟。

（5）糖尿病和糖耐量异常：糖尿病患者中不仅本病发病率较非糖尿病患者高出数倍，而且病变进展迅速。本病患者糖耐量减低者也十分常见。

（6）其他危险因素：从事体力活动少、肥胖、遗传因素、西方饮食方式及性情急躁等。

（二）发病机制

对本病的发病机制曾有多种从不同角度阐述的学说，包括脂质浸润学说、血栓形成学说、平滑肌细胞克隆学说等。近年多数学者支持"内皮损伤反应学说"，认为本病各种主要危险因素最终都损伤动脉内膜，而粥样硬化病变的形成是动脉对内皮、内膜损伤做出的炎症-纤维增生性反应的结果。

（三）病理解剖和病理生理

1. 基本损害

脂质条纹，纤维脂质斑块。

2. 复合病变

在基本病变的基础上，可合并以下一种或多种病理变化。

（1）血管痉挛。

（2）斑块破裂或形成溃疡。

（3）斑块出血，形成壁内血肿。

（4）血栓形成。

（5）机化和钙化。

3. 病理生理

（1）主动脉因粥样硬化而致管壁弹性降低。

（2）内脏或四肢动脉管腔狭窄或闭塞。

（四）临床表现

临床主要是有关器官受累后出现的症状。

（1）一般表现可出现脑力和体力衰退。

（2）主动脉粥样硬化多数无特异性症状。可出现主动脉弹性降低的相关表现，如收缩期血压升高、脉压增宽等。最主要的后果是形成主动脉瘤，以腹主动脉处最多见，其次在主动脉弓和降主动脉。

（3）冠状动脉粥样硬化。

（4）肾动脉粥样硬化。

（5）肠系膜动脉粥样硬化。

（6）四肢动脉粥样硬化。

（五）预后

本病预后因病变部位、程度、血管狭窄发展速度、受累器官受损情况和有无并发症而不同。

（六）防治措施

首先应积极预防动脉粥样硬化的发生。对已发生者，应防止病变发展。对已发生并发症者，及时治疗，防止恶化。

1. 一般防治措施

（1）发挥患者的主观能动性配合治疗：通过合理防治可以延缓和阻止病变进展，患者可维持一定的生活和工作能力。此外，缓慢进展的病变还可以促使动脉侧支循环形成，使病情得到改善。

（2）合理的膳食。

①控制膳食总热量：以维持正常体重为度，超过正常标准体重者，应减少每日进食的总热量。

②年龄在40岁以上人员，应避免经常进食过多的动物性脂肪和含胆固醇较高的食物。

③已确诊冠状动脉硬化患者，严禁暴饮暴食，以免诱发心绞痛和心肌梗死。合并高血压和心力衰竭患者，应同时限制食盐的摄入。

（3）适当的体力劳动和体育活动。

（4）合理安排生活和工作。

（5）提倡戒烟限酒。

（6）积极控制有关危险因素，如高脂血症、高血压、糖尿病、肥胖症等。

2. 药物治疗

（1）调整血脂药物：血脂异常的患者，经过饮食和活动3个月后，血脂未达标者，可以选用降低总胆固醇和低密度脂蛋白胆固醇为主的他汀类的调脂药，如洛伐他汀、辛伐他汀等。

（2）抗血小板药物：抗血小板的黏附和聚集的药物，可防止血栓形成，有助于防止血管阻塞性病变的发生，预防冠状动脉和脑动脉血栓栓塞，最常用者为阿司匹林，其他有氢氯吡格雷等。

（3）溶血栓和抗凝药物：对动脉内形成血栓导致管腔狭窄或阻塞患者，可用溶血栓制剂，继而用抗凝药。

（4）针对缺血症状的相应治疗：心绞痛时应用血管扩张剂及β受体拮抗药。

3. 介入和外科手术治疗

对狭窄或闭塞的血管，特别是冠状动脉施行再通或重建或旁路移植等，以恢复动脉的供血。目前应用最多的介入治疗是经皮腔内球囊扩张和支架植入术。

二、稳定型心绞痛患者的护理

（一）概述

稳定型心绞痛（stable angina pectoris）亦称劳力性心绞痛，是在冠状动脉固定性严重狭窄基础上，由于心肌负荷的增加引起心肌急剧的、暂时的缺血缺氧的临床综合征。疼痛发作的程度、性质及诱发因素在数月内无明显变化。

（二）病因

最基本的病因是冠状动脉粥样硬化引起血管腔狭窄或痉挛，心肌供血不足。

（三）发病机制

稳定型心绞痛的发病机制主要为冠状动脉存在固定狭窄或部分闭塞的基础上发生需氧量的增加。当冠状动脉发生狭窄或部分闭塞时，扩张性减弱，血流量减少，对心肌的供血量相对比较固定，如心肌的血液供应减低到尚能应付心脏平时的需要，则休息时可无症状。在情绪激动、受寒、劳力、饱食等情况时，一旦心脏负荷突然增加，使心率增快、心肌张力和心肌收缩力增加等而致心肌氧耗量增加，而冠状动脉的供血却不能相应地增加以满足心肌对血液的需求时，就可引起心绞痛。

（四）诊断要点

1. 临床表现

（1）症状：心绞痛以发作性胸痛为主要临床表现，其疼痛的特点如下。

①部位：主要为胸骨体中上段之后，可波及心前区，范围约手掌大小，甚至横贯前胸，界限不很清楚。可放射至左肩、左臂内侧达无名指和小指，或至颈、咽或下颌部。

②性质：胸痛常为压迫、紧缩、发闷或烧灼痛，但不像刀扎或针刺样锐性痛，可有濒死感。有些患者仅有胸闷不适而无胸痛，存在个体差异。发作时，患者往往会被迫停止正在进行的活动，直至症状缓解。

③诱因：常因情绪激动、体力活动诱发，也可发生在饱食、寒冷刺激、心动过速、吸烟、低血压等情况。疼痛多发生于激动或劳力的当时而不是之后。

④持续时间：疼痛逐步加重，达到一定程度后再持续一段时间，至逐渐消失，一般持续几分钟至 20 min，多为 3～5 min，很少超过半小时。

⑤缓解方式：发作时，患者被迫终止原来的活动，经过休息后使疼痛缓解，或舌下含服硝酸甘油 1～5 min 左右缓解。

（2）体征：平常一般无异常体征。心绞痛发作的时候出现面色苍白、出汗、表情焦虑、血压升高、心率加快，有时心尖部可出现第四或第三心音奔马律。可有暂时性心尖部收缩期杂音，是乳头肌缺血致功能失调引起二尖瓣关闭不全引起。

2. 辅助检查

（1）心电图。

①静息时心电图约半数为正常，也可出现陈旧性心肌梗死的改变或非特异性 ST 段和 T 波异常。

②心绞痛发作时可出现暂时性心肌缺血引起的 ST 段压低（≥ 0.1 mV），发作后恢复。有时出现 T 波倒置，在平时 T 波倒置的患者，发作时 T 波可直立（"假性正常化"）。

③运动心电图及 24 h 动态心电图可明显提高心肌缺血性心电图的检出率。

（2）实验室检查：血脂和血糖检查可了解冠心病的危险因素；胸痛明显者需查心肌损伤标志物包括心肌肌钙蛋白、肌酸激酶（CK）及同工酶（CK-MB），以与 ACS 进行鉴别；查血常规显示有无贫血；必要时需检查甲状腺功能。

（3）超声心动图：多数患者静息时超声心动图检查无异常。

（4）放射性核素检查。

（5）多层螺旋CT冠状动脉成像（CTA）：有较高阴性预测价值，若未见狭窄，可不进行有创检查；但对狭窄程度的判断有一定限度，有严重狭窄仍需进一步有创冠状动脉造影。

（6）冠状动脉造影：为有创检查，是目前诊断冠心病最准确的方法。

（五）治疗

治疗原则：改善冠状动脉的血供和降低心肌氧耗，改善患者症状，同时治疗冠状动脉粥样硬化，预防心肌梗死和病情恶化，以延长生存期。

1. 内科治疗

（1）发作时的治疗。

①休息：立即停止正在进行的活动，一般情况下症状会逐渐缓解。

②吸氧。

③较重的发作，遵医嘱可使用作用较快的硝酸酯制剂。

（2）药物治疗：详见表5-1。

表5-1 稳定型心绞痛的药物治疗

作用	常用药物	备注
改善心肌缺血，减轻症状的药物	硝酸酯类药	为非内皮依赖性血管扩张剂，能减少心肌需氧量和改善心肌的灌注，从而减少心绞痛的发作程度和频率。常用药有硝酸甘油和单硝酸异山梨酯等
	β受体拮抗药	能抑制心脏肾上腺素β受体，减慢心率，降低血压，降低心肌收缩力，从而降低心肌耗氧量，减少心绞痛的发作，以及增加运动耐量。常用药有美托洛尔缓释片和比索洛尔等
	钙通道阻滞剂	抑制钙离子进入细胞内，抑制心肌细胞兴奋-收缩耦联中钙离子的利用。更适合同时患有高血压的患者。常用药有氨氯地平、硝苯地平、地尔硫䓬等
	其他	曲美他嗪、尼可地尔等
预防心肌梗死，改善预后的药物	阿司匹林	通过抑制环氧化酶和血栓素A_2的合成而达到抗血小板聚集的作用
	氯吡格雷	通过选择性不可逆的抑制血小板二磷腺苷（ADP）受体而阻断ADP依赖激活的血小板糖蛋白Ⅰb/Ⅲa复合物，减少ADP介导的血小板激活和聚集
	β受体拮抗药	β受体拮抗药除减少心肌耗氧量和改善心肌缺血外，长期使用可显著降低死亡等心血管事件的发生
	调脂类（他汀类）药物	长期使用他汀类药物可延缓冠状动脉斑块进展，稳定斑块和抗炎等作用。常用药有辛伐他汀、阿托伐他汀、瑞舒伐他汀等
	血管紧张素转换酶抑制剂（ACEI）或血管紧张素受体拮抗药（ARB）	在稳定型心绞痛患者中，合并糖尿病、高血压、心力衰竭的患者建议使用血管紧张素转换酶抑制剂，不能耐受血管紧张素转换酶抑制剂患者可使用血管紧张素受体拮抗药类药物，可使心绞痛的心血管死亡事件显著降低

2. 冠心病

介入治疗（PCI）。

3. 外科治疗

外科治疗包括冠状动脉腔旁路移植（CABG）术。

（六）主要护理问题

1. 疼痛

与心肌缺血缺氧有关。

2. 活动无耐力

与心肌氧的供需失调有关。

3. 情绪改变——焦虑、恐惧

与心绞痛发作时的濒死感有关。

4. 潜在并发症

心力衰竭、心律失常、心肌梗死。

(七) 护理目标

(1) 缓解或消除患者的疼痛不适。

(2) 根据患者活动情况增加患者的活动耐力。

(3) 消除患者的焦虑恐惧情绪。

(4) 患者未发生心力衰竭、心律失常、心肌梗死并发症,或虽然发生并发症但得到及时正确的治疗和处理。

(八) 护理措施

(1) 心绞痛发作时的护理措施详见表5-2。

表5-2 心绞痛发作时的护理措施

休息	心绞痛发作时立即停止活动,卧床休息
氧气吸入	给予氧气吸入,增加血液中的氧含量,有利于缓解心绞痛
遵医嘱用药,进行相应处理	可立即舌下含化硝酸甘油0.5 mg,3~5 min症状可缓解
病情观察	(1) 观察心绞痛发作时的部位、性质、程度、诱因及缓解方式 (2) 持续予心电监护,观察血压、心率及血氧饱和度 (3) 观察患者是否有心力衰竭、心律失常及心肌梗死等临床表现 (4) 及时描记心电图,观察心电图与心绞痛未发作时的动态变化
心理护理	(1) 与患者进行沟通交流,安慰患者 (2) 鼓励患者表达内心想法,耐心向患者讲解疾病相关知识,消除紧张、焦虑或恐惧情绪 (3) 告知患者不良情绪会增加心脏负荷,增加氧耗,容易诱发心绞痛 (4) 患者的支持系统:让患者的家属或朋友多关心和鼓励患者等

(2) 用药的观察及护理详见表5-3。

表5-3 用药的观察及护理

硝酸酯类	(1) 含服硝酸酯类药物,宜坐位或卧位 (2) 静脉使用时注意观察血压,控制速度 (3) 易产生耐药性,停药后会很快恢复,注意间隙给药 (4) 不良反应有面部潮红、头痛、心悸、直立性低血压 (5) 慎用:青光眼、低血压、休克、颅内压增高患者
β受体拮抗药	(1) 监测心率或脉搏,若<50次/min,及时通知医生减量或停药 (2) 禁用:支气管哮喘、心力衰竭及心动过缓的患者
钙通道阻滞剂	(1) 硝苯地平缓释剂可引起牙龈增生,下肢水肿 (2) 硫氮䓬酮可引起头痛、头晕、失眠等 (3) 注意观察血压及肝肾功能 (4) 慎用:主动脉狭窄、心力衰竭患者
抗血小板聚集药	(1) 可引起出血的风险,使用时应注意观察皮肤黏膜、胃肠道、颅内有无出血的表现 (2) 定期监测血常规、大便隐血及血压的变化 (3) 胃肠功能差的患者可饭后服用阿司匹林减少对胃黏膜的刺激 (4) 慎用:胃肠道有出血及溃疡患者
血管紧张素转换酶抑制剂(ACEI)或血管紧张素受体拮抗药(ARB)	(1) 注意低血压和低灌注 (2) 监测肾功能和血钾等 (3) 血管紧张素转换酶抑制剂可引起干咳不适
他汀类药物	(1) 不良反应有腹痛、腹泻、便秘、皮疹、肌痉挛、血清转氨酶升高 (2) 禁用:对他汀类药物过敏、血清转氨酶无原因持续升高、严重肝肾损害及胆汁淤积性肝硬化

（3）健康宣教详见表5-4。

表5-4　健康宣教

合理饮食	（1）进食清淡，低盐低脂、低胆固醇、高含纤维的易消化的食物 （2）少食多餐，避免过饱
生活方式	（1）戒烟，限酒 （2）适当控制体重 （3）避免浓茶、咖啡 （4）适度运动，循序渐进，劳逸结合 （5）保持情绪乐观，减轻精神压力
预防便秘	（1）多进食蔬菜、水果 （2）根据病情适度运动 （3）指导患者按摩腹部，以刺激肠蠕动 （4）对有潜在便秘危险的患者，可预防性的使用通便药物 （5）解除患者心理顾虑，指导床上排便 （6）若出现便秘遵医嘱给予药物治疗
诱因预防	（1）避免过劳 （2）避免饱餐 （3）避免情绪激动 （4）避免寒冷刺激
用药指导	（1）遵医嘱按时按量服药，不能擅自减量或停药 （2）指导自我监测药物的疗效和不良反应 （3）外出时随身携带硝酸甘油，正确贮存硝酸甘油，采用棕色瓶避光保存，取用后立即旋紧瓶塞，防止受潮变质而失效，开瓶使用频繁有效期要适当缩短 （4）正确使用硝酸甘油，应采用舌下含化，不能站立服用，需采取坐位或卧位，含服后5 min症状不缓解可再次含服一片，含服3次未缓解立即拨打急救电话 （5）使用β受体拮抗药注意监测心率或脉搏 （6）钙通道阻滞剂及血管紧张素转换酶抑制剂监测血压，定期复查肝肾功 （7）抗血小板聚集药观察有无牙龈、大便出血，定期复查血常规及大便隐血

（九）并发症的处理及护理

并发症的处理和护理见表5-5。

表5-5　并发症的处理和护理

心律失常	（1）立即通知医生 （2）遵医嘱用药，观察药物疗效及不良反应 （3）准备好抢救药物和仪器，如除颤仪、抢救车等 （4）注意监测水电解质酸碱平衡状况，及时纠正电解质紊乱和酸碱平衡，预防或减少心律失常发生
心力衰竭	（1）体位：端坐位，两腿下垂 （2）吸氧 （3）遵医嘱使用利尿剂及血管扩张剂 （4）观察用药疗效及不良反应 （5）指导患者避免心力衰竭的诱因
心肌梗死	（1）观察患者疼痛有无缓解 （2）观察患者的生命体征 （3）监测心肌损伤标记物的动态变化 （4）遵医嘱用药，观察药物疗效及不良反应 （5）描记心电图，观察动态变化 （6）做好溶栓及PCI的准备

（十）预防

对稳定型心绞痛除使用药物防止心绞痛的再次发作外，还要从阻止或逆转粥样硬化病情进展，预防心肌梗死等综合考虑以改善疾病预后。

（十一）特别关注

（1）稳定型心绞痛的典型临床表现。
（2）稳定型心绞痛的用药观察及护理。
（3）稳定型心绞痛的健康教育。

三、急性冠脉综合征患者的护理

急性冠脉综合征（acute coronary syndrome，ACS）是一组由于心肌急性缺血所引起的临床综合征，主要包括不稳定型心绞痛（unstable angina，UA）、ST段抬高性心肌梗死（ST-segment elevation myocardial infarction，STEMI）和非ST段抬高性心肌梗死（non-ST-segment elevation myocardial infarction，NSTEMI）。其主要的病理基础是在动脉粥样硬化的基础上，不稳定斑块的破裂或糜烂引起冠状动脉内血栓形成。

（一）不稳定型心绞痛和非ST段抬高性心肌梗死

1. 概述

不稳定型心绞痛（UA）和非ST段抬高性心肌梗死（NSTEMI）是在动脉粥样硬化的基础上，不稳定斑块的破裂或糜烂并伴有程度不同的血栓形成、血管痉挛及远端血管栓塞所引起一组临床综合征，一起称为非ST段抬高型急性冠脉综合征。两者的病因及临床表现相似但程度却不同，主要取决于缺血的严重程度及是否导致了心肌损害。

UA不具备STEMI的特征性动态心电图演变，根据临床表现的不同有将其分为静息型心绞痛、初发型心绞痛、恶化型心绞痛三种。

2. 病因及发病机制

（1）最基本的病因就是冠状动脉粥样硬化引起血管腔狭窄和/或痉挛。

（2）冠状动脉粥样硬化的斑块不稳定，在破裂或糜烂的基础上出现血小板聚集、并发血栓形成、血管痉挛收缩、血栓栓塞导致急性心肌的缺血缺氧。

3. 诊断要点

（1）临床表现。

①症状：UA患者胸痛的部位、性质与稳定型心绞痛相似，但程度更重，持续时间更长，可达数十分钟，且可在休息时发生。临床中常表现为诱发心绞痛的体力活动阈值突然或持续降低，心绞痛发作频率增加、持续时间延长、程度加剧，发作时可伴有出汗、恶心、呕吐、呼吸困难或心悸等。休息或含服硝酸甘油效果不佳。但临床上部分患者症状不典型，特别在糖尿病及老年女性患者中尤为多见。

②体征：有时心尖部可出现一过性第三心音或第四心音及二尖瓣反流导致的一过性收缩期杂音。

（2）辅助检查。

①心电图。
②连续心电监护包括24 h动态心电图检查。
③心肌标志物检测。
④冠状动脉造影及其他侵入性检查。
⑤其他，如胸部X线、心脏超声及放射性核素检查等。

4. 治疗

（1）一般治疗：休息；积极处理引起心肌耗氧量增加的疾病，如感染、发热、心力衰竭、低血压、贫血、甲状腺功能亢进及严重心律失常等。

（2）药物治疗。

①抗心肌缺血的药物，如硝酸酯类、β受体拮抗药、钙通道阻滞剂等。

②抗血小板治疗，如阿司匹林、ADP受体拮抗药、血小板糖蛋白Ⅱb/Ⅲa受体拮抗药等。

③抗凝治疗，如普通肝素、低分子肝素、磺达肝葵钠、比伐卢定等。

④调脂治疗，如他汀类药物。

⑤血管紧张素转换酶抑制剂（ACEI）或血管紧张素Ⅱ受体拮抗剂（ARB）。

（3）冠状动脉介入治疗：治疗方法包括经皮冠状动脉腔内成形（PTCA）及冠状动脉腔内支架植入术。

（4）冠状动脉腔旁路移植（CABG）术。

5. 主要护理问题

（1）疼痛：与心肌缺血缺氧有关。

（2）活动无耐力：与心肌氧的供需失调有关。

（3）焦虑或恐惧：与患者发病时不良体验有关。

（4）有便秘的危险：与卧床、活动减少、进食少及不习惯床上解便有关。

（5）潜在并发症：猝死、心力衰竭、心肌梗死或再发心肌梗死。

6. 护理目标

（1）患者的疼痛减轻或消失。

（2）患者的活动耐力增强，活动后未诉不适。

（3）患者的焦虑或恐惧减轻或消失，情绪稳定。

（4）患者大便通畅，无便秘发生。

（5）预防措施得当，患者未发生猝死、心力衰竭、心肌梗死或再发心肌梗死。

7. 护理措施

（1）常规护理内容：同稳定型心绞痛患者护理，见表5-2。

（2）用药的观察及护理：见表5-3。

（3）健康宣教：见表5-4。

8. 二级预防

UA/NESTEMI的急性期多在2个月左右，这段时间出现心肌梗死或死亡的风险最高，因此让患者出院后坚持长期服药，尽量减少心肌梗死及死亡的风险，包括至少12个月的双联抗血小板药物治疗，其他药物如β受体拮抗药、他汀类药物及血管紧张素转换酶抑制剂/血管紧张素Ⅱ受体拮据抗剂等，注意危险因素的严格控制，适当的运动锻炼。结合患者住院期间的具体情况给予个体化治疗。让患者或家属掌握二级预防的ABCDE五项原则：A. 抗血小板聚集，抗心绞痛治疗及血管紧张素转换酶抑制剂；B. β受体拮抗药和控制血压；C. 控制血脂和戒烟；D. 控制饮食及糖尿病治疗；E. 健康教育及适当运动。

9. 特别关注

（1）急性冠脉综合征患者临床表现。

（2）主要的护理措施。

（二）急性ST段抬高型心肌梗死

1. 概述

急性ST段抬高型心肌梗死（STEMI）是指因冠状动脉供血急剧减少或中断，使相应心肌严重而持久地缺血导致心肌坏死。本病属冠心病的严重类型，有1/4的患者死亡，其中50%死于发病后1 h以内，其原因为心律失常，最多见的原因为心室颤动。

本病男性多于女性，男女之比为（2~5）：1，多发生在40岁以上的人群，冬春两季发病较多，北方地区高于南方地区。

2. 病因及发病机制

最常见的原因为冠状动脉粥样硬化，其他如冠状动脉栓塞、冠状动脉严重痉挛、冠状动脉炎、冠状动脉口闭塞、先天性冠状动脉畸形等。导致一支或多支血管管腔狭窄，心肌供血不足，而侧支循环尚未充分建立。在此基础上，心肌供血一旦急剧减少甚至完全中断，使心肌严重而持久缺血达 20～30 min，即可发生急性心肌梗死。

促使不稳定的斑块破裂出血及血栓形成的诱因如下。

（1）晨起 6～12 时交感神经活动增加，机体应激反应增强，心肌收缩力、心率、血压增高，冠状动脉张力增高。

（2）饱餐特别是进食多量脂肪后，血脂增高，血黏度增高。

（3）重体力活动、过分情绪激动、用力排便或血压急剧升高，使左心室负荷明显加重。

（4）休克、脱水、出血、严重心律失常或外科手术，使心排血量骤降，冠状动脉灌注急剧减少。

3. 病理生理

（1）左心室泵功能障碍，可导致急性左心功能不全或心源性休克。

（2）心脏搏输出量和心排血量降低，使冠状动脉血流减少，非梗死区和梗死区周围心肌缺血加重。

（3）心肌电不稳定，可引发各种心律失常。

（4）左心室重构：左心室重构的结果为左心室泵功能障碍加重；各部分心肌之间复极的时相差异增大，可引起严重的心律失常。

4. 诊断要点

（1）临床表现。

①先兆表现。

a. 50%～81.2% 的患者发病前数日有乏力、胸部不适、烦躁、心悸、气紧、心绞痛等。

b. 心绞痛发作的频率增加，性质加剧或程度加重，持续时间延长，无明显诱因，以前含服硝酸甘油有效而现在无效。

c. 心绞痛发作时伴有恶心、呕吐、血压下降、心动过缓、心功能不全、严重心律失常等。

d. 心电图出现一过性 ST 段的明显抬高。

②症状。

a. 疼痛：是最先出现的最突出的症状，多发生于清晨，性质和部位与心绞痛相同但程度更重，持续时间延长，可达数小时或更长，休息及含服硝酸甘油多效果差或无效，诱因多不明显，且长发生在安静时。患者常烦躁不安、出汗、胸闷、恐惧及有濒死感。少数患者无疼痛，直接表现为休克或心力衰竭。部分患者表现为上腹疼痛而被误诊为急腹症，部分患者疼痛放射至下颌、颈部、背部被误诊为骨关节痛。

b. 全身症状：发热，体温一般 38℃，心动过速，白细胞增高，血沉增快等。

c. 胃肠道症状：疼痛剧烈时伴有恶心、呕吐、上腹胀痛、肠胀气，重症可发生呃逆。

d. 心律失常：见于 75%～95% 的患者，多发生于起病后 1～2 d，以 24 h 内最多见，可伴乏力、头晕、昏厥等症状。心律失常中以室性心律失常最多见，其次为房室传导阻滞，室上性心律失常较少见。

e. 低血压和休克：疼痛时伴血压下降未必是休克，如果疼痛缓解后收缩压仍低于 80 mmHg，伴有烦躁不安、面色苍白、皮肤湿冷、脉搏细速、大汗淋漓、尿量减少（< 20 mL/h）、意识淡漠甚至昏厥者为休克。

f. 心力衰竭：其发生率为 32%～48%，主要为急性左心衰竭，表现为呼吸困难、口唇发绀、咳嗽、烦躁等，严重者可发生急性肺水肿，随后可出现颈静脉怒张、肝大、水肿等右心衰竭的表现。右心室梗死患者可直接表现为右心衰竭，同时伴血压下降。

③体征：急性心肌梗死时心脏体征可在正常范围，体征异常者大多无特征性，可出现心动过速、心动过缓、第一心音减弱、心尖部可出现第四心音或第三心音、收缩期杂音、心包摩擦音等。

（2）辅助检查。

①心电图。

②血清心肌标志物检测。

③冠状动脉造影及其他侵入性检查。
④超声心动图。
⑤X线胸片。
⑥放射性核素。
⑦心肌显像磁共振成像。
⑧X线计算机断层扫描。

5. 治疗

（1）监护和一般治疗。

（2）再灌注治疗：包括药物冠状动脉介入治疗——经皮冠状动脉腔内成形（PTCA）及支架植入术，冠状动脉旁路移植（CABG）术。

（3）治疗各种并发症，如消除心律失常，控制休克，治疗心力衰竭等。

6. 主要护理问题

（1）疼痛：与心肌缺血缺氧有关。

（2）活动无耐力：与心肌氧的供需失调有关。

（3）生活自理能力下降或缺陷：与限制性卧床有关。

（4）情绪改变——焦虑、恐惧：与心绞痛发作的濒死感有关。

（5）有便秘的危险：与进食少，卧床及不习惯床上解便有关。

（6）潜在并发症：心力衰竭、心律失常、猝死等。

7. 护理目标

（1）缓解或消除患者的疼痛。

（2）患者的活动耐力增强，活动后无不适反应。

（3）患者的生活自理能力提高，逐步达到基本部分或完全自理。

（4）患者的焦虑和恐惧情绪减轻或消除。

（5）能主动采取措施预防便秘，无便秘发生。

（6）患者未发生心力衰竭、心律失常及猝死等并发症，或虽然发生心力衰竭、严重心律失常等并发症但得到及时正确的治疗和处理。

8. 护理措施

（1）常规护理内容详见表5-2。

（2）用药的观察及护理：急性心肌梗死患者同心绞痛患者一样需使用镇静、镇痛剂、β受体拮抗药、钙通道阻滞剂、血管紧张素转换酶抑制剂类、抗血小板药物，其护理见表5-3，使用溶栓药物的观察及护理见表5-6。

表5-6　溶栓药物的观察及护理

观察溶栓的效果	（1）心电图抬高的S-T段于2 h以内回落>50% （2）胸痛于2 h以内基本消失 （3）2 h以内出现再灌注性心律失常 （4）血清CK-MB峰值提前出现，在起病14 h内
观察溶栓药物的不良反应	（1）出血：观察有无皮肤黏膜出血、血尿，便血、咯血、颅内等出血等征象 （2）低血压（收缩压低于90 mmHg） （3）变态反应：观察患者有无寒战、发热、皮疹等 （4）一旦出现上述不良反应，立即汇报医生，给予及时处理

（3）潜在并发症的观察及护理详见表5-7。

表 5-7 潜在并发症的观察及护理

潜在并发症	临床表现	处理
心律失常	可出现频发的室性期前收缩，多源性、成对或呈 RONT 现象的室性期前收缩，室性心动过速，严重的房室传导阻滞或心动过缓，甚至威胁生命的严重心律失常如心室颤动、心室扑动、心室停搏等	（1）立即通知医生 （2）并遵医嘱用药，观察用药疗效和不良反应 （3）准备好抢救药物和仪器，如除颤仪、抢救车等，以便随时使用 （4）注意监测水、电解质、酸碱平衡状况，及时纠正电解质紊乱和酸碱失衡，预防或减少心律失常发生
心力衰竭	急性心梗最初几日可发生心力衰竭，尤其左心衰竭。应严密观察患者有无呼吸困难、端坐呼吸、咳嗽、咳痰、烦躁、少尿等现象，听诊患者肺部有无湿啰音或哮鸣音等	按心力衰竭处理如下： （1）端坐体位，两腿下垂 （2）吸氧：湿化瓶内加 20%～30% 的乙醇 （3）遵医嘱使用吗啡或哌替啶镇静 （4）遵医嘱使用利尿剂、血管扩张剂等 （5）观察用药的疗效和不良反应 （6）指导患者主动避免心力衰竭的诱因
休克	表现为面色苍白、大汗淋漓、脉搏细速、烦躁不安、尿量减少、反应迟钝，严重者可出现昏迷	（1）补充血容量 （2）应用升压药物 （3）应用血管扩张剂 （4）纠正酸中毒 （5）主动脉内气囊反搏术

（4）健康宣教详见表 5-8。

表 5-8 健康宣教

合理饮食	（1）鼓励患者进食清淡、低脂肪、低胆固醇富含纤维的易消化的食物 （2）少食多餐，避免过饱
生活方式	（1）戒烟，限酒 （2）适度运动，控制体重 （3）情绪乐观，劳逸结合
休息与活动	（1）心肌梗死急性期最初 24 h 应绝对卧床休息，限制活动 （2）病情稳定，即生命体征平稳，无明显心绞痛发作，静息状态，HR＜110 次/min，无严重心律失常、心力衰竭和心源性休克等并发症的患者可鼓励其尽早下床活动 （3）刚开始活动时，护士应守在床旁进行观察，指导其适度活动，原则上不引起症状或不适为限度，一般情况下 ①活动时 HR 增加 10～20 次/min 属正常反应 ②活动时 HR 增加 ≤ 10 次/min 可酌情增加活动量 ③活动时 HR 增加超过 20 次/min，收缩压增加超过 15mmHg，出现心律失常或 ECG 的 ST 段缺血性改变，下降 ≥ 0.1 mm 或上抬 ≥ 0.2 mm 并出现不适，应停止活动，给予休息、吸氧等缓解不适 ④对病情危重、不能进行主动活动的患者，护士应早期给予被动活动
防止便秘	（1）多进食蔬菜、水果 （2）根据病情适度运动 （3）指导患者按摩腹部，以刺激肠蠕动 （4）对有潜在便秘危险的患者，可预防性地使用通便药物 （5）解除患者心理顾虑：指导床上排便 （6）若出现便秘遵医嘱给予药物治疗
避免诱因	常见诱因：体力活动、情绪激动、饱食、吸烟、寒冷刺激、用力排便、沐浴时水温过高或过低、时间过长等
用药指导	（1）遵医嘱服药，不能擅自改变剂量或停药、换药等 （2）自我监测药物的疗效和不良反应 （3）含服硝酸甘油时勿站立，可取坐位或卧位，防止因低血压而晕倒 （4）外出时随身携带硝酸甘油，知晓正确储存硝酸甘油的方法（采用棕色瓶保存，取用后立即旋紧瓶塞，防止潮解变质而失效，开瓶后有效期为 6 个月）

9. 特别关注
（1）急性ST段抬高型心肌梗死的临床表现。
（2）急性ST段抬高型心肌梗死的护理。
（3）冠状动脉介入术围手术期护理。

四、冠状动脉疾病的其他形式

（一）血管痉挛性心绞痛

1. 概述

血管痉挛性心绞痛也称变异型心绞痛，1959年由Prinzmetal首先描述继发心肌缺血后出现的少见综合征，几乎完全都在静息时发生，无体力劳动或情绪激动等诱因，常常伴随一过性ST段抬高，冠状动脉造影证实一过性冠状动脉痉挛存在。如长时间冠状动脉痉挛则致急性心肌梗死和恶性心律失常或猝死。

2. 临床表现

（1）血管痉挛性心绞痛多发生于休息时和日常活动时，较一般心绞痛重，时间长。
（2）时间从几十秒到30 min不等，有的表现一系列短阵发作，每次持续1~2 min，间隔数分钟后又出现。
（3）呈周期性，常在每日一定时间发生，尤以半夜或凌晨多见。
（4）其与劳累、精神紧张无关，无明显诱因，也不因卧床而缓解。
（5）患者发作时血压升高，少数发作时血压下降。硝酸甘油或硝苯地平可迅速缓解。

3. 治疗

钙通道阻滞剂和硝酸酯类药物通过扩张痉挛的冠状动脉成为治疗血管痉挛性心绞痛的主要手段，但是远期疗效尚不确切。此外，戒烟限酒等生活方式调节，同时控制糖尿病、高血压、血脂异常及肥胖等危险因素也非常重要。

4. 主要护理问题

（1）疼痛：与心肌缺血缺氧有关。
（2）知识缺乏：缺乏疾病相关保健知识。
（3）潜在并发症：心律失常、心肌梗死。

5. 护理目标

（1）缓解或消除患者的疼痛不适。
（2）患者掌握疾病相关知识及预防措施。
（3）患者未发生心律失常、心肌梗死，或虽然发生并发症但得到正确的治疗和处理。

6. 护理措施

（1）心绞痛发作时的护理：心绞痛发作时立即停止活动，卧床休息；予以吸氧，增加血液中氧含量；遵医嘱用药，进行相关处理。
（2）健康教育。
①合理饮食。
a. 进食清淡、低盐低脂、低胆固醇、富含纤维的易消化的食物。
b. 少食多餐，避免过饱。
②生活方式。
a. 戒烟，戒酒。
b. 适当控制体重。
c. 保持大便通畅，必要时给予缓泻剂。
d. 坚持用药控制血压、血糖和血脂。

（二）无症状性心肌缺血

1. 概述

无症状性心肌缺血也称隐匿型冠心病，是指确有心肌缺血的客观证据（心电活动、左心室功能、心肌血流灌注及心肌代谢等异常），但缺乏胸痛或与心肌缺血相关的主观症状。这些患者经冠状动脉造影或死亡后尸检，几乎均证实冠状动脉主要分支有明显狭窄病变。无症状心肌缺血在冠心病中非常普遍，且心肌缺血可造成心肌可逆性或永久性损伤，并引起心绞痛、心律失常、心力衰竭、急性心肌梗死或猝死。因此，它作为冠心病的一个独立类型，已越来越引起人们的重视。

2. 分类

（1）Ⅰ型无症状型缺血：该型发生于冠状动脉狭窄的患者，心肌缺血可以很严重甚至发生心肌梗死，但临床上患者常无心绞痛症状，可能系患者心绞痛警告系统缺陷，该型较少见。

（2）Ⅱ型无症状型心肌缺血：该型较常见，发生于有稳定型心绞痛、不稳定型心绞痛或血管痉挛性心绞痛的患者，这些患者存在的无症状心肌缺血常在心电监护时被发现。

3. 危险因素

无症状型心肌缺血的发病机制尚不清楚，可能与下列因素有关。

（1）糖尿病患者的无痛性心肌缺血或无痛性心肌梗死，可能与自主神经疾病有关。

（2）患者的疼痛阈值增高。

（3）患者产生大量的内源性阿片类物质（内啡肽），提高痛觉阈值。

（4）Ⅱ型无症状性心肌缺血患者，可能是由于心肌缺血的程度较轻，或有较好的侧支循环。

4. 临床表现

患者平时无症状，但当跑步、饮酒、激动、过度吸烟、严重失眠等情况出现时，易突然心慌、胸闷，严重时心脏停搏，引起猝死。无症状心肌缺血易被忽视，而它又会带来严重后果，所以当中老年人出现下列症状时，要及时就诊。

（1）胃部不适：心脏病引起的胃部不适很少会出现绞痛和剧痛，压痛也不常有，只是一种憋闷、胀满的感觉，有时还伴有钝痛、火辣辣的灼热感及恶心欲吐感，大便后会有一些缓解，但不适的感觉不会完全消失。

（2）下颌骨疼痛：疼痛扩散到下颌骨两侧，有时只扩散到颈部一侧或双侧。

（3）前臂和肩膀疼痛：左臂和左肩受到影响最常见，但疼痛严重时也会反射到右臂。疼痛一般为钝痛，也不会扩散到腕部和手指，通常仅限于前臂内侧。

（4）呼吸急促：一呼一吸拉长或喘不过气来，静坐几分钟后，呼吸似乎恢复正常，但是当患者重新开始走动时，喘息又立刻开始。

（5）疲劳感：平常的工作状态就可以出现严重的疲劳，连伸直身子的力量都没有。疲劳并不局限于身体的某个部位，而是全身性的。

防止无症状心肌缺血的发生，要注意合理膳食，避免过度劳累，摒弃不良生活习惯，纠正不良情绪和性格，定期检查身体。

5. 治疗

有效防止心肌缺血发作的药物硝酸酯类、β 受体拮抗药及钙通道阻滞剂也对减少或消除无症状型心肌缺血的发作有效，联合用药效果更好。血运重建术可减少 40%～50% 的心肌缺血发作。

6. 主要护理问题

（1）知识缺乏：缺乏疾病相关知识。

（2）潜在并发症：心力衰竭、心律失常、心肌梗死。

7. 护理目标

（1）患者掌握疾病相关知识及预防的措施。

（2）患者未发生心力衰竭、心律失常、心肌梗死，或虽然发生并发症但得到了正确的治疗和处理。

8. 健康宣教

（1）合理饮食。

①进食清淡、低盐低脂、低胆固醇、富含纤维的易消化的食物。

②少食多餐，避免过饱。

(2)生活方式。

①戒烟，限酒。

②适当控制体重。

③适度运动，选择正确的运动方式，运动需循序渐进。

④保持情绪乐观，劳逸结合。

⑤保持大便通畅，防止便秘，必要时可服用缓泻剂。

(三) 冠状动脉造影结果正常的胸痛 –X 综合征

1. 概述

X 综合征通常是指患者具有心绞痛或类似于心绞痛的胸痛，平板运动时出现 ST 段下移而冠状动脉造影无异常表现。本病的预后通常良好，但由于临床症状的存在，常迫使患者反复就医，导致各种检查措施的过度应用，药品的消耗及生活质量的下降，日常工作受影响。这些患者占因胸痛而行冠状动脉造影检查患者总数的 10% ~ 30%。

2. 发病机制

本病以绝经期前妇女较多见，平时心电图可正常，也可有非特异性 ST-T 改变，近 20% 的患者可有平板运动实验阳性。

3. 治疗

本病无特异治疗，β 受体拮抗药和钙通道阻滞剂均可减少胸痛发作次数，硝酸甘油并不能提高大部分患者的运动耐量，但可以改善部分患者的症状，可尝试使用。

4. 主要护理问题

(1) 疼痛：与心肌缺血缺氧有关。

(2) 焦虑：与心绞痛发作时的濒死感有关。

(3) 知识缺乏：缺乏疾病相关知识。

5. 护理目标

(1) 缓解或消除患者的疼痛不适。

(2) 消除患者的焦虑恐惧情绪。

(3) 患者了解疾病相关知识。

6. 护理措施

(1) 心绞痛发作时的护理：心绞痛发作时立即停止活动，卧床休息，予以吸氧，增加血液中氧含量。

(2) 一般护理：加强心理护理，缓解患者紧张、焦虑情绪，做好疾病相关知识的健康教育，进行饮食、休息、活动等诱因预防的指导。

(四) 心肌桥

1. 概述

冠状动脉通常走形于心外膜下的结缔组织中，如果一段冠状动脉走形于心肌内，这束心肌纤维被称为心肌桥，走形于心肌桥下的冠状动脉被称为壁冠状动脉。

2. 病因

由于壁冠状动脉在每一个心动周期的收缩期被挤压，而产生远端心肌缺血，临床上可表现为类似心绞痛的胸痛、心律失常，甚至心肌梗死或猝死。

3. 发病机制

由于心肌桥存在，导致其近端的收缩期前向血流逆转，而损伤该处的血管内膜，因此该处容易有动脉粥样硬化斑块形成，冠状动脉造影显示该节段收缩期血管腔被挤压，舒张期又恢复正常，被称为"挤奶现象"。

4. 治疗

本病无特异性治疗，β 受体拮抗药等降低心肌收缩力的药物可缓解症状。曾有人尝试用植入支架治疗壁冠状动脉受压，大多数支架导致内膜增生，再狭窄，因此不宜提倡。手术分离壁冠状动脉曾被认为是根治本病的方法，但也有再复发的病例。一旦诊断此病，除非绝对需要，应避免使用硝酸酯类药物及多巴胺等正性肌力药物。

5. 主要护理问题

（1）疼痛：与心肌缺血缺氧有关。

（2）情绪改变——焦虑、恐惧：与心绞痛发作时的濒死感有关。

（3）潜在并发症：心律失常、心肌梗死。

6. 护理目标

（1）缓解或消除患者的疼痛不适。

（2）消除患者的焦虑恐惧情绪。

（3）患者未发生心律失常、心肌梗死并发症，或虽然发生并发症但得到了及时正确的治疗和处理。

7. 护理措施

（1）心绞痛发作时的护理：心绞痛发作时立即停止活动，卧床休息予以吸氧，增加血液中氧含量。遵医嘱用药，进行相关处理。

（2）一般护理：包括心理护理，消除患者焦虑、恐惧情绪。

第二节 高血压的护理

一、原发性高血压

原发性高血压是以血压升高为主要临床表现但原因不明的综合征，一般简称为高血压。高血压是导致充血性心力衰竭、卒中、冠心病、肾衰竭、夹层动脉瘤的发病率和病死率升高的主要危险性因素之一，严重影响人们的健康和生活质量，至今仍是心血管疾病死亡的主要原因之一。

（一）血压分类和定义

目前，我国采用国际上统一的血压分类和标准，将18岁以上成人的血压按不同水平分类（表5-9），高血压定义为收缩压≥140 mmHg和/或舒张压≥90 mmHg，根据血压升高水平，又进一步将高血压分为1、2、3级。

表5-9 血压的定义和分类（WHO/ISH，1999年）

类别	收缩压（mmHg）		舒张压（mmHg）
理想血压	< 120	和	< 80
正常血压	< 130	和	< 85
正常高值	130 ~ 139	或	85 ~ 89
高血压			
1级（轻度）	140 ~ 159	或	90 ~ 99
亚组：临界高血压	140 ~ 149	或	90 ~ 94
2级（中度）	160 ~ 179	或	100 ~ 109
3级（重度）	≥ 180	或	≥ 110
单纯收缩期高血压	≥ 140	和	< 90
亚组：临界收缩期高血压	140 ~ 149	和	< 90

注：当患者的收缩压和舒张压分属不同分类时，应当用较高的分类。

（二）病因与发病机制

原发性高血压病因尚未阐明，目前认为是在一定的遗传背景下由多种后天环境因素作用，使正常血压调节机制失代偿所致。

1. 遗传学说

原发性高血压有群集于某些家族的倾向，提示有遗传学基础或伴有遗传生化异常。双亲均有高血压的子女，以后发生高血压的比例增高。

2. 神经精神学说（交感神经系统活性亢进）

人在长期精神紧张、压力、焦虑或长期环境噪声、视觉刺激下可引起高血压，可能与大脑皮质的兴奋、抑制平衡失调，导致交感神经活动增强，儿茶酚胺类介质的释放使小动脉收缩并继发引起血管平滑肌增殖肥大有关。而交感神经的兴奋还可使肾素释放增多，这些均促使高血压的形成。

3. 肾素－血管紧张素系统（RAAS）

肾小球入球小动脉的球旁细胞分泌的肾素，激活肝脏产生的血管紧张素原（AGT）生成血管紧张素Ⅰ（ATⅠ），再经肺循环的血管紧张素转化酶（ACE）的作用转变为血管紧张素Ⅱ（ATⅡ）。ATⅡ作用于ATⅡ受体，使小动脉平滑肌收缩，外周血管阻力增加；并可刺激肾上腺皮质球状带分泌醛固酮，使水钠潴留，血容量增加。以上机制均可使血压升高。

4. 钠与高血压

流行病学和临床观察均显示食盐摄入量与高血压的发生密切相关。某些影响钠排出的因子，如心钠素等也可能参与高血压的形成。细胞内钠、钙离子浓度升高，膜电位降低，激活平滑肌细胞兴奋－收缩偶联，使血管收缩反应性增强，平滑肌细胞增生肥大，血管阻力增高。

5. 血管内皮功能异常

血管内皮通过代谢、生成、激活和释放各种血管活性物质而在血液循环、心血管功能的调节中起着极为重要的作用。内皮细胞可生成血管舒张物质如前列环素（PGI_2）、内源性舒张因子（NO）等及血管收缩物质如内皮素（ET-1）、ATⅡ等。高血压时NO生成减少，而ET-1生成增加，且血管平滑肌细胞对舒张因子的反应减弱而对收缩因子的反应增强。

6. 胰岛素抵抗

胰岛素抵抗（IR）是指必须以高于正常的血胰岛素释放水平来维持正常的糖耐量，表示机体组织对胰岛素处理葡萄糖的能力减退。约50%的原发性高血压患者存在不同程度的IR。近年来认为IR是2型糖尿病和高血压的共同病理生理基础。多数认为IR造成继发性高胰岛素血症，而胰岛素的以下作用可能与血压升高有关：①使肾小管对钠的重吸收增加；②增强交感神经活动；③使细胞内钠、钙浓度增加；④刺激血管壁增生肥厚。

7. 其他

流行病学提示，肥胖、吸烟、过量饮酒等也可能与高血压发生有关。

（三）临床表现

1. 症状

大多数患者早期症状不明显，常见症状有头痛、头晕、耳鸣、眼花、乏力、心悸，还有的表现为失眠、健忘、注意力不集中、情绪易波动或发怒等。经常在体检或其他疾病就医检查时发现血压升高。血压升高常与情绪激动、精神紧张、体力活动有关，休息或去除诱因血压可下降。

2. 体征

血压受昼夜、气候、情绪、环境等因素影响波动较大。一般清晨起床活动后血压迅速升高，夜间血压较低；冬季血压较高，夏季血压较低；情绪不稳定时血压高；在医院或诊所血压明显增高，在家或医院外的环境中血压低。体检时可听到主动脉瓣区第二心音亢进、收缩期杂音，长期高血压时有心尖搏动明显增强，搏动范围扩大以及心尖搏动左移体征，提示左心室增大。

3. 恶性或急进性高血压

表现为患者发病急骤，舒张压多持续在130～140 mmHg或更高。常有头痛、视物模糊或失明，视网膜可发生出血、渗出及视盘水肿，肾脏损害突出，持续蛋白尿、血尿及管型尿，病情进展迅速，如不及时治疗，易出现严重的脑、心、肾损害，发生脑血管意外、心力衰竭和尿毒症，最后多因尿毒症而死亡，但也可死于脑血管意外或心力衰竭。

（四）救治原则

1. 目的

治疗目的是通过降压治疗使高血压患者的血压达标，以期最大限度地降低心脑血管发病和死亡的危险。

2. 降压目标值

一般高血压人群降压目标值 < 140/90 mmHg；高血压高危患者（糖尿病及肾病）降压目标值 < 130/80 mmHg；老年收缩期性高血压的降压目标值：收缩压 140 ~ 150 mmHg，舒张压 < 90 mmHg 但不低于 65 ~ 70 mmHg，舒张压降得过低可能抵消收缩压下降得到的好处。

3. 非药物治疗

非药物治疗主要是改善生活方式。改善生活方式对降低血压和心脑血管危险的作用已得到广泛认可，所有患者都应采用，具体措施包括：

（1）戒烟：吸烟所致的危害是使高血压并发症如心肌梗死、脑卒中和猝死的危险性显著增加，加重脂质代谢紊乱，降低胰岛素敏感性，降低内皮细胞依赖性血管扩张效应，并降低或抵消降压治疗的疗效。戒烟对心脑血管的良好益处，任何年龄组均可显示。

（2）减轻体重：超重 10% 以上的高血压患者体重减少 5 kg，血压便有明显降低，体重减轻亦可增加降压药物疗效，对改善糖尿病、胰岛素抵抗、高脂血症和左心室肥厚等均有益。

（3）减少过多的乙醇摄入：戒酒和减少饮酒可使血压显著降低，适量饮酒仍有明显血压反应者应戒酒。

（4）适当运动：有利于改善胰岛素抵抗和减轻体重，提高心血管调节能力，稳定血压水平。较好的运动方式是低或中等强度的运动，可根据年龄及身体状况选择，中老年高血压患者可选择步行、慢跑、上楼梯、骑车等，一般每周 3 ~ 5 次，每次 30 ~ 60 min。运动强度可采用心率监测法，运动时心率不应超过最大心率（180 或 170 次/min）的 60% ~ 85%。

（5）减少钠盐的摄入量，补充钙和钾盐：膳食中大部分钠盐来自烹调用盐和各种腌制品，所以应减少烹调用盐及腌制品的食用，每人每日食盐量摄入应少于 2.4 g（相当于氯化钠 6 g）。通过食用含钾丰富的水果和蔬菜，如香蕉、橘子、油菜、香菇、大枣等，增加钾的摄入。喝牛奶补充钙的摄入。

（6）多食含维生素丰富的食物：多吃水果和蔬菜，减少食物中饱和脂肪酸的含量和脂肪总量。

（7）减轻精神压力，保持心理平衡：长期精神压力和情绪抑郁是降压治疗效果欠佳的重要原因，亦可导致高血压。应对患者做耐心的劝导和心理疏导，鼓励其参加社交活动、户外活动等。

4. 降压药物治疗对象

高血压 2 级或以上患者（≥ 160/100 mmHg）；高血压合并糖尿病、心、脑、肾靶器官损害患者；血压持续升高 6 个月以上，改善生活方式后血压仍未获得有效控制者。从心血管危险分层的角度，高危和极高危患者应立即开始使用降压药物强化治疗。中危和低危患者则先继续监测血压和其他危险因素，之后再根据血压状况决定是否开始药物治疗。

5. 降压药物治疗

（1）降压药物分类：现有的降压药种类很多，目前常用降压药物可归纳为以下几大类（表 5-10）：利尿剂、β 受体阻滞剂、钙离子拮抗剂、血管紧张素转换酶抑制剂（ACEI）和血管紧张素 Ⅱ 受体阻滞剂、α 受体阻滞剂。

（2）联合用药：临床实际使用降压药时，患者心血管危险因素状况、并发症、靶器官损害、降压疗效、药物费用以及不良反应等，都可能影响降压药的具体选择。任何药物在长期治疗中均难以完全避免不良反应，联合用药可使不同的药物互相取长补短，有可能减轻或抵消某些不良反应。联合用药可减少单一药物剂量，提高患者的耐受性和依从性。现在认为，2 级高血压（≥ 160/100 mmHg）患者在开始用药时就可以采用两种降压药物联合治疗，有利于血压在相对较短的时间内达到目标值。比较合理的两种降压药联合治疗方案是：利尿药与 β 受体阻滞剂；利尿药与 ACEI 或血管紧张素受体拮抗剂（ARB）；二氢吡啶类钙拮抗剂与 β 受体阻滞剂；钙拮抗剂与 ACEI 或 ARB，α 阻滞剂和 β 阻滞剂。必要时也可用其他组合，包括中枢作用药如 α_2 受体激动剂、咪哒唑啉受体调节剂，以及 ACEI 与 ARB；国内研制了多种复方制剂，如复方降压片、降压 0 号等，以当时常用的利舍平、双肼屈嗪（血压达静）、氢氯噻嗪为主要成分，因其有一定降压效果，服药方便且价格低廉而广泛使用。

表 5-10 常用降压药物名称、剂量及用法

药物种类	药名	剂量（mg）	用法（每日）
利尿剂	氢氯噻嗪	12.5～25	1～3 次
	呋塞米	20	1～2 次
	螺内酯	20	1～3 次
β 受体阻滞剂	美托洛尔	12.5～50	2 次
	阿替洛尔	12.5～25	1～2 次
钙离子拮抗剂	硝苯地平控释片	30	1 次
	地尔硫䓬	90～180	1 次
血管紧张素转换酶抑制剂	卡托普利	25～50	2～3 次
	依那普利	5～10	1～2 次
血管紧张素 II 受体阻滞剂	缬沙坦	80～160	1 次
	伊贝沙坦	150	1 次
α 受体阻滞剂	哌唑嗪	5～3	2～3 次
	特拉唑嗪	1～8	1 次

6. 高血压急症的治疗

高血压急症是指短时期内血压重度升高，收缩压 > 180 mmHg 和/或舒张压 > 120 mmHg，伴有重要器官组织如大动脉、心、脑、肾、眼底的严重功能障碍或不可逆性损害。需要做紧急处理。

（1）迅速降压。

①硝普钠：同时直接扩张动脉和静脉，降低前、后负荷。开始时以 50 mg/500 mL 浓度 10～25 mg/min 静滴，即刻发挥降压作用。使用硝普钠必须密切观察血压，避光静脉滴注，根据血压水平仔细调节滴注速度。硝普钠可用于各种高血压急症，一般使用不超过 7 天，长期或大剂量使用应注意可能发生氰化物中毒。

②硝酸甘油：选择性扩张冠状动脉与大动脉和扩张静脉，开始时以 5～10 mg/min 静脉滴注，然后根据血压情况增加滴注速度至 20～50 mg/min。降压起效快，停药后作用消失亦快。硝酸甘油主要用于急性冠脉综合征或急性心力衰竭时的高血压急症。不良反应有头痛、心动过速、面部潮红等。

③地尔硫䓬：非二氢吡啶类钙离子拮抗剂，降压同时具有控制快速性室上性心律失常和改善冠状动脉血流量作用。配制成 50～60 mg/500 mL 浓度，以 5～15 mg/min 静脉滴注，根据血压变化调整静脉输液速度。地尔硫䓬主要用于急性冠脉综合征、高血压危象。不良反应有面部潮红、头痛等。

④酚妥拉明：配制成 10～30 mg/500 mL 浓度缓慢静脉滴注，主要用于嗜铬细胞瘤高血压危象。

⑤其他药物：对血压显著增高，但症状不严重者，可舌下含用硝苯地平 10 mg，或口服卡托普利 12.5～25.0 mg、哌唑嗪 1～2 mg 等。降压不宜过快过低。血压控制后，需口服降压药物，或继续注射降压药物以维持疗效。

（2）制止抽搐：可用地西泮 10～20 mg 静脉注射、苯巴比妥 0.1～0.2 g 肌内注射，亦可予 20% 硫酸镁溶液 10 mg 深部肌内注射，或以 5% 葡萄糖溶液 20 mL 稀释后缓慢静脉注射。

（3）脱水、排钠、降低颅内压。

①呋塞米 20～40 mg 或依他尼酸钠 25～50 mg，加入 50% 葡萄糖溶液 20～40 mL 中，静脉注射。

② 20% 甘露醇或 25% 山梨醇静脉快速滴注，30 min 内滴完。

（4）其他并发症的治疗：对主动脉夹层分离，应采取积极的降压治疗，诊断确定后，宜施行外科手术治疗。

（五）护理评估

1. 病史评估

询问发现血压升高的时间、血压水平及治疗情况；了解有无家族病史及家庭饮食习惯；了解有无其他并发症，如糖尿病、高脂血症、冠心病等；评估心、脑、肾等重要脏器受损情况。

2. 身体状况

注意生命体征、意识及精神状况，评估有无血压骤高或骤低或持续升高、头痛头晕、晕厥等伴随症状及体征，了解有无夜尿增多、视力减退、活动乏力等症状。

3. 心理社会评估

评估有无工作压力重，精神紧张，家庭、社会压力大，人际关系、经济负担，以及心理、精神长期紧张等因素存在。

4. 辅助检查

常规心电图或动态心电图检查，心脏三位片、心脏超声检查以及血液生化检查。

（六）护理诊断

1. 头痛

与血压升高有关。

2. 有受伤的危险

与头晕、急性低血压反应、视物模糊及意识改变有关。

3. 潜在并发症

心力衰竭、脑出血、肾衰竭等高血压危重症。

4. 焦虑

与血压控制不满意，发生并发症有关。

5. 知识缺乏

缺乏原发性高血压饮食、药物治疗相关知识。

（七）护理目标

（1）患者头痛减轻或消失。

（2）患者未受伤。

（3）患者未发生相关并发症，或并发症发生后能得到及时治疗与护理。

（4）患者情绪稳定，主动配合治疗及护理。

（5）患者了解高血压相关知识，并能养成良好的生活方式、药物治疗依从性好。

（八）护理措施

1. 心理护理

（1）鼓励患者表达自身感受。

（2）教会患者自我放松的方法。

（3）针对个体情况进行针对性心理护理。

（4）鼓励患者家属和朋友给予患者关心和支持，鼓励患者增强信心。

（5）解释高血压治疗的长期性、依从性的重要性，同时告诉患者一般预后良好。

2. 病情观察及护理

（1）观察患者头痛情况：如头痛程度、持续时间，是否伴有头晕、耳鸣、恶心、呕吐等症状；减少引起或加重头痛的因素。

（2）观察并记录患者血压变化：做到"四定"，即定时间、定体位、定部位、定血压计。

（3）指导避免受伤的潜在危险因素：如避免迅速改变体位、病室内有障碍物、地面滑等，必要时使用床挡。

（4）对于服用利尿剂患者注意观察其尿量和电解质，特别是血钾情况。

（5）对于脑出血患者注意观察神志、生命体征。

（6）对于脑出血伴烦躁患者注意安全管理，必要时使用保护性约束用具保护患者，避免受伤。

3. 用药护理

（1）指导患者遵医嘱按时正确服用降压药物治疗。

（2）密切观察患者用药后的效果及药物副作用。

（3）指导患者服药后动作缓慢，警惕直立性低血压的发生。

4. 健康宣教

（1）合理膳食：低热量、低脂、低胆固醇饮食。

（2）适度运动：根据体力适当活动，一般每周 3～5 次有氧运动，每次 30～45 min。

（3）生活方式：生活规律，忌烟限酒，保持心情舒畅。

（4）用药指导：遵医嘱坚持用药，不能擅自停药、减药和调药；建议坐位或卧位服药，避免直立性低血压。

（5）随访复查：定期复查肝、肾功能，电解质，眼底血管等；3～6 个月门诊专科医生随访。

5. 并发症的处理和护理

（1）高血压脑病。

①临床表现：以脑病的症状和体征为特点，表现为弥漫性严重头痛、呕吐、意识障碍、精神错乱，甚至昏迷、局灶性或全身性抽搐。

②处理方法：a. 绝对卧床休息；b. 吸氧；c. 应用脱水剂、硝普钠或硝酸甘油等降压药物。

（2）高血压危象。

①临床表现：患者出现头痛、烦躁、眩晕、恶心、呕吐、心悸、气急及视物模糊等严重症状，以及伴动脉痉挛累及相应的靶器官缺血症状。

②静脉应用硝普钠或硝酸甘油等控制性降压。即开始 24 h 将血压降低 20%～25%，48 h 内血压不能低于 160/100 mmHg。

（3）脑血管病。

①临床表现：包括脑出血、脑血栓、腔隙性脑梗死、短暂性脑缺血发作。

②处理方法：原则上实施血压监控与管理，血压控制目标不能低于 160/100 mmHg。

（4）心力衰竭。

①临床表现：心慌、气急、呼吸困难、咳嗽等左心功能衰竭表现。

②处理方法：a. 端坐位休息；b. 吸氧；c. 镇静；d. 静脉应用硝酸甘油或硝普钠等降压药物；e. 利尿剂；f. 洋地黄类等正性肌力药物；g. 正性肌力药物。

（5）肾衰竭。

①临床表现：患者尿中出现蛋白，管型；尿量减少；血尿，最后发展为尿毒症。

②处理方法：a. 控制血压；b. 控制蛋白尿，应用保护肾功能的药物；c. 进食低蛋白、低磷饮食；d. 记录出入量；e. 必要时行血液透析或腹膜透析。

（6）主动脉夹层。

①临床表现：患者突发剧烈而持续且不能耐受的胸痛，两侧肢体血压及脉搏明显不对称。

②处理方法：a. 绝对卧床休息，强效镇静与镇痛，必要时静脉应用吗啡或冬眠治疗；b. 静脉应用硝酸甘油或硝普钠等迅速降压，收缩压降至低于 100～120 mmHg。

二、继发性高血压

继发性高血压是指继发于其他疾病或原因的高血压，只占人群高血压的 5%～10%。血压升高仅是这些疾病的一个临床表现。继发性高血压的临床表现、并发症和后果与原发性高血压相似。继发性高血压的原发病可以治愈，而原发病治愈之后高血压症状也随之消失，而延误诊治又可产生各种严重并发症，故需要及时早期诊断，早期治疗继发性高血压是非常重要的。

(一)病因与发病机制

1. 肾性

（1）肾实质性：急、慢性肾炎，肾盂肾炎，系统性红斑狼疮及其他风湿性疾病肾损害，放射性肾病，多囊肾，肾结核，肾素瘤，糖尿病性肾病，肾结石，肾盂积水，肾肿瘤等。

（2）肾血管性：肾动脉畸形，肾动脉粥样硬化，肾动脉肌纤维病，肾梗死，多动脉炎，肾动脉血栓形成。

（3）外伤：肾周血肿，肾动脉夹层血肿，肾挫伤等。

2. 内分泌性

（1）甲状腺疾病：甲状腺功能亢进或甲状腺功能减退。

（2）肾上腺疾病：嗜铬细胞瘤、原发性醛固酮增多症、库欣综合征或肾上腺皮质功能异常。

（3）垂体疾病：肢端肥大症，垂体加压素分泌过多。

（4）甲状旁腺疾病：甲状旁腺功能亢进。

（5）性腺及其他：多囊卵巢，妊娠中毒症，更年期综合征。

3. 代谢性

糖尿病、高胰岛素血症及高血钙症。

4. 大血管疾病

主动脉缩窄、动静脉瘘、多发性大动脉炎等。

5. 神经源性

脑肿瘤、颅内高压、间脑刺激、脑干损伤、脑炎，肾上腺外嗜铬组织增生或肿瘤，焦虑状态。

6. 毒物中毒或药物

如铝、铊中毒，或口服避孕药、升压药物等。

7. 其他

如睡眠呼吸暂停综合征、红细胞增多症等。

(二)救治原则

1. 肾实质性病变导致的高血压

应积极治疗肾实质性疾病，减缓肾脏疾病的进展，但慢性肾病患者的血压常难以得到有效控制。对于肾病或糖尿病合并大量蛋白尿者，可首选血管紧张素转换酶抑制剂或受体拮抗剂，但应注意终末期肾病患者血清肌酐和尿素氮水平可能进一步升高，甚或出现高血钾，此时可选用钙离子拮抗剂或 β 受体阻滞剂等。

2. 肾血管性高血压

继发于肾动脉粥样硬化或多发性大动脉炎所致肾动脉狭窄的高血压，通常药物治疗疗效甚微。为控制血压可选用钙离子拮抗剂、α 及 β 受体阻滞剂、直接血管扩张剂等。单侧肾动脉狭窄者可谨慎使用血管紧张素转换酶抑制剂或受体拮抗剂。经皮肾动脉球囊扩张加血管支架置入能有效缓解肾缺血，降低血压。如一侧肾功能已完全消失，手术切除无功能肾有助于控制血压。

3. 主动脉缩窄

药物治疗无效，且可造成主动脉缩窄远端血压进一步下降。一旦诊断明确，应尽早手术治疗，部分患者可经介入治疗。

4. 内分泌疾病

垂体及异位促肾上腺皮质激素分泌瘤、肾上腺皮质腺瘤或腺癌及双侧增生的肾上腺大部切除术等是其根治措施；也可采用垂体放射治疗，常用 ^{60}Co 或直线加速器垂体外照射治疗，但多作为手术的辅助疗法。药物治疗常用于不宜手术或术后辅助治疗，药物包括密妥坦、氨基导眠能、甲吡酮等皮质醇合成酶抑制剂以及 5- 羟色胺拮抗剂赛庚啶等，但疗效不确定。部分肾上腺疾病如嗜铬细胞瘤可通过手术切除而根治，药物则以 α 受体阻滞剂酚妥拉明为首选。原发性醛固酮增多症可服用螺内酯类药物。

甲状腺或甲状旁腺疾病应以治疗原发病为主，降压药物只作为治疗原发病过程中的辅助用药。

5. 睡眠呼吸暂停综合征

应针对其病因进行治疗，周围型睡眠呼吸暂停综合征可考虑手术解除呼吸道梗阻，如为中枢型或混合型则可在夜间睡眠时使用呼吸机。另外，控制体重和减轻肥胖也有助于血压的控制。

（三）护理措施

1. 一般护理

（1）休息：早期高血压患者可参加工作，但不要过度疲劳，坚持适当的锻炼，如骑自行车、跑步、做体操及打太极拳等。要有充足的睡眠，保持心情舒畅，避免精神紧张和情绪激动，消除恐惧、焦虑、悲观等不良情绪。晚期血压持续增高，伴有心、肾、脑病时应卧床休息。关心体贴患者，使其精神愉快，鼓励患者树立战胜疾病的信心。

（2）饮食：应给低盐、低脂肪、低热量饮食，以减轻体重。因为摄入总热量太大超过消耗量，多余的热量转化为脂肪，身体就会发胖，体重增加，提高血液循环的要求，必定提高血压。鼓励患者多食水果、蔬菜，戒烟，控制饮酒、咖啡、浓茶等刺激性饮料。少吃胆固醇含量多的食物，对服用排钾利尿剂的患者应注意补充含钾高的食物，如蘑菇、香蕉、橘子等。肥胖者应限制热能摄入，控制体重在理想范围之内。

（3）病室环境：应整洁、安静、舒适、安全。

2. 对症护理及病情观察护理

（1）剧烈头痛：当出现剧烈头痛伴恶心、呕吐，常系血压突然升高、高血压脑病，应立即让患者卧床休息，并测量血压及脉搏、心率、心律，积极协助医师采取降压措施。

（2）呼吸困难、发绀：此系高血压引起的左心衰竭所致，应立即给予舒适的半卧位，及时给予氧气吸入，按医嘱应用洋地黄治疗。

（3）心悸：严密观察脉搏、心率、心律变化并做记录，安静休息，严禁下床，安慰患者消除紧张情绪。

（4）水肿：晚期高血压伴心肾衰竭时可出现水肿。护理中注意严格记录出入量，限制钠盐和水分摄入。严格卧床休息，注意皮肤护理，严防压疮发生。

（5）昏迷、瘫痪：晚期高血压引起脑血管意外所致。应注意安全护理，防止患者坠床、窒息、肢体烫伤等。

（6）病情观察护理：对血压持续增高的患者，应每日测量血压2~3次，并做好记录，必要时测立、坐、卧位血压，掌握血压变化规律。如血压波动过大，要警惕脑出血的发生。如在血压急剧增高的同时，出现头痛、视物模糊、恶心、呕吐、抽搐等症状，应考虑高血压脑病的发生。如出现端坐呼吸、喘憋、发绀、咳粉红色泡沫痰等，应考虑急性左心衰竭的发生。出现上述各种表现时均应立即送医院进行紧急救治。另外，在变换体位时也应动作缓慢，以免发生意外。有些降压药可引起水钠潴留。因此，需每日测体重，准确记录出入量，观察水肿情况，注意保持出入量的平衡。

3. 用药观察与护理

（1）用药原则：终身用药，缓慢降压，从小剂量开始逐步增加剂量，即使血压降至理想水平后，也应服用维持量，老年患者服药期间改变体位要缓慢，以免发生意外，合理联合用药。

（2）药物不良反应观察：使用噻嗪类和利尿剂时应注意血钾、血钠的变化，用β受体阻滞剂应注意其抑制心肌收缩力、心动过缓、房室传导时间延长、支气管痉挛、低血糖、血脂升高的不良反应，钙离子拮抗剂硝苯地平的不良反应有头痛、面红、下肢水肿、心动过速，血管紧张素转换酶抑制剂可有头晕、乏力、咳嗽、肾功能损害等不良反应。

4. 心理护理

患者多表现有易激动、焦虑及抑郁等心理特点，而精神紧张、情绪激动、不良刺激等因素均与高血压密切相关。因此，对待患者应耐心、亲切、和蔼、周到。根据患者特点，有针对性地进行心理疏导。同时，让患者了解控制血压的重要性，帮助患者训练自我控制的能力，参与自身治疗护理方案的制订和实施，指导患者坚持长期的饮食、药物、运动治疗，将血压控制在接近正常的水平，以减少对靶器官的进一步损害，定期复查。

5. 出院指导

（1）饮食调节指导：强调高血压患者要以低盐、低脂肪、低热量、低胆固醇饮食为宜；少吃或不吃含饱和脂肪的动物脂肪，多食含维生素的食物，多摄入富含钾、钙的食物，食盐量应控制在 3~5 g/d，严重高血压病患者的食盐量控制在 1~2 g/d。饮食要定量、均衡、不暴饮暴食；同时适当地减轻体重，有利于降压。戒烟和控制酒量。

（2）休息和锻炼指导：高血压患者的休息和活动应根据患者的体质、病情适当调节，病重体弱者，应以休息为主。随着病情好转，血压稳定，每天适当从事一些工作、学习、劳动将有益身心健康；还可以增加一些适宜的体能锻炼，如散步、慢跑、打太极拳、体操等有氧活动。患者应在运动前了解自己的身体状况，以此来决定自己的运动种类、强度、频度和持续时间。注意规律生活，保证充足的休息和睡眠，对于睡眠差、易醒、早醒者，可在睡前饮热牛奶 200 mL，或用 40~50℃温水泡足 30 min，或选择自己喜爱的放松精神情绪的音乐协助入睡。总之，要注意劳逸结合，养成良好的生活习惯。

（3）心理健康指导：高血压病的发病机制是除躯体因素外，心理因素占主导地位，强烈的焦虑、紧张、愤怒以及压抑常为高血压病的诱发因素，因此教会患者自我调节和自我控制能力是关键。护士要鼓励患者保持豁达、开朗愉快的心境和稳定的情绪，培养广泛的爱好和兴趣。同时指导家属为患者创造良好的生活氛围，避免引起患者情绪紧张、激动和悲哀等不良刺激。

（4）血压监测指导：建议患者自行购买血压计，随时监测血压。指导患者和家属正确测量血压的方法，监测血压，做好记录，复诊时对医生加减药物剂量会有很好的参考依据。

（5）用药指导：由于高血压是一种慢性病，需要长期的、终身的服药治疗，而这种治疗要患者自己或家属配合进行，因此患者及家属要了解服用的药物种类及用药剂量、用药方法、药物的不良反应、服用药物的最佳时间，以便发挥药物的最佳效果和减少不良反应。出现不良反应，要及时报告主诊医生，以便调整药物及采取必要的处理措施。切不可血压降下来就停药，血压上升又服药，血压反复波动，对健康极为不利。由于这类患者大多年纪较大，容易遗忘服药，可建议患者在家中醒目之处做标记，以起到提示作用。对血压显著增高多年的患者，血压不宜下降过快，因为患者往往不能适应，并可导致心、脑、肾血液的供应不足而引起脑血管意外，如使用可引起明显直立性低血压药物时，应向患者说明平卧起立或坐位起立时，动作要缓慢，以免血压突然下降，出现晕厥而发生意外。

（6）按时就医：服完药出现血压升高或过低，血压波动大，出现眼花、头晕、恶心呕吐、视物不清、偏瘫、失语、意识障碍、呼吸困难、肢体乏力等情况时立即到医院就医。如病情危重，可求助 120 急救中心。

第六章

神经内科疾病护理

第一节 多发性硬化的护理

多发性硬化（multiple sclerosis，MS）是中枢神经系统白质脱髓鞘疾病，病因不清，病理特征为中枢神经系统白质区域多个部位的炎症、脱髓鞘及胶质增生病灶。临床上多为青壮年起病，症状和体征提示中枢神经系统多部位受累，病程有复发缓解的特征。

一、病因及发病机制

病因及发病机制尚未完全清楚。有研究认为该病与病毒感染有关，但尚未从患者的脑组织中发现和分离出病毒；亦有认为 MS 可能是中枢神经系统病毒感染引起的自身免疫病。MS 还具有明显的家族性倾向，MS 患者的一级亲属中患病的危险比一般人群要高得多，其遗传易感性可能是多基因产物相互作用的结果。环境、种族、免疫接种、外伤、怀孕等因素均可能与该病的发病或复发有关。

二、临床表现

1. 发病年龄

发病通常在青壮年，20～30 岁是发病的高峰年龄，10 岁以前或 60 岁以后很少发病，但有 3 岁和 67 岁发病的报道。

2. 发病形式

起病快慢不一，通常急性或亚急性起病，病程有加重与缓解交替。临床病程会由数年至数十年，亦有极少数重症患者在发病后数月内死亡。部分患者首次发作症状可以完全缓解，但随着复发，缓解会不完全。

3. 症状和体征

可出现中枢神经系统各部位受累的症状和体征。其特征是症状和体征复杂，且随着时间变化，其性质和严重程度也发生着变化。

（1）视觉症状包括复视、视觉模糊、视力下降、视野缺损。眼底检查可见有视神经炎的改变，晚期可出现视神经萎缩。内侧纵束病变可造成核间性眼肌麻痹，是多发性硬化的重要体征。其特征表现为内直肌麻痹而造成一侧眼球不能内收，并有对侧外直肌无力和眼震。

（2）某些患者三叉神经根部可能会损害，表现为面部感觉异常，角膜反射消失。三叉神经痛应考虑多发性硬化的可能。

（3）其他如眩晕、面瘫、构音障碍、假性球麻痹均可以出现。

（4）肢体无力是最常见的体征。单瘫、轻偏瘫、四肢瘫均能见到，还可能有不对称性四肢瘫。肌力常与步行困难不成比例。某些患者，特别是晚发性患者，会表现为慢性进行性截瘫，可能只出现锥体束征及较轻的本体感觉异常。

（5）小脑及其与脑干的联系纤维常常受累，引起构音障碍、共济失调、震颤及肢体协调不能，其语言具有特征性的扫描式语言，系腭和唇肌的小脑性协调不能加上皮质脑干束受累所致，出现所谓夏科三联征：构音不全、震颤及共济失调。

（6）排尿障碍症状包括尿失禁、尿急、尿频等。排便障碍少于排尿障碍。男性患者可以出现性欲减低和阳痿，女性患者性功能障碍亦不少见。

（7）感觉异常较常见。颈部被动或主动屈曲时会出现背部向下放射的闪电样疼痛，即 Lhermitte 征，提示颈髓后柱的受累。各种疼痛除 Lhermitte 征外，还有三叉神经痛、咽喉部疼痛、肢体的痛性痉挛、肢体的局部疼痛及头痛等。

（8）精神症状亦不少见，常见有抑郁、欣快，亦有可能合并情感性精神病。认知、思维、记忆等均可受累。

三、辅助检查

1. 影像学检查

磁共振是最有用的诊断手段。90% 以上的患者可以通过 MRI 发现白质多发病灶，因而是诊断多发性硬化的首选检查。T_2 加权相是常规检查，质子相或压水相能提高检查的正确率。典型改变应在白质区域有 4 处直径大于 3 mm 的病灶，或 3 处病灶至少有一处在脑室旁。

2. 脑脊液检查

对于诊断可以提供支持证据。脑脊液 γ 球蛋白改变以及出现寡克隆区带，提示鞘内有免疫球蛋白合成，这是 MS 的脑脊液改变之一。

3. 电生理检查

视觉诱发电位及脑干诱发电位对发现临床病灶有重要意义。视觉诱发电位对视神经、视交叉、视束病灶非常敏感。

四、治疗原则

多发性硬化的治疗包括针对病因和对症治疗。

1. 激素治疗

糖皮质激素具有抗炎和免疫抑制作用，用于治疗 MS 可以缩短病程和减少复发。急性发作较严重，可给予甲泼尼龙 1 000 mg，加入 5% GS 500 mL 中静脉滴注，3～4 h 滴完，连续 3 天，然后口服泼尼松治疗：80 mg/d，10～14 天，以后可根据病情调整剂量和用药时间，逐渐减量。亦可予地塞米松 10～20 mg/d，或氢化可的松 200～300 mg/d，静脉滴注，一般使用 10～14 天后改服泼尼松。从对照研究来看，激素治疗可加速急性发作的缓解，但对于最终预后的影响尚不清楚。促皮质激素多数人认为不宜使用。

2. 干扰素

目前认为可能改变 MS 病程和病情有两种制剂：β-1a 和 β-1b。这些药物治疗可能降低复发缓解期的发作次数 30%，也可降低症状的严重程度。β 干扰素治疗的副作用较小，有些患者可能产生肝功能异常及骨髓抑制。

3. 免疫抑制剂

（1）环磷酰胺：成人剂量一般 0.2～0.4 g 加入 0.9% 生理盐水 20 mL 中静注，隔日一次，累计总量 8～10 g 为一疗程。

（2）硫唑嘌呤：口服剂量 1～2 mg/kg，累积剂量 8～10 g 为一疗程。

（3）甲氨蝶呤：对于进展性 MS 可能有效，剂量为 7.5～15 mg，每周一次。使用免疫抑制剂时应注意其毒副作用。

4. Copolymerl

Copolymerl 是一种由 L-丙氨酸、L-谷氨酸、L-赖氨酸和 L-酪氨酸按比例合成的一种多肽混合物。

它在免疫化学特性上模拟多发性硬化的推测抗原，可清除自身抗原分子，对早期复发缓解性多发性硬化患者可减少复发次数，但对重症患者无效。用法为每天皮下注射 120 mg。

5. 对症治疗

减轻痉挛，可用 Baclofen 40～80 mg/d，分数次给予，地西泮和其他肌松药也可给予。尿失禁患者应注意预防泌尿道感染。有痛性强直性痉挛发作或其他发作性症状，可予卡马西平 0.1～0.2 g，每日 3 次口服，应注意该药对血液系统和肝功能的副作用。功能障碍患者应进行康复训练，加强营养。注意预防肺部感染；感冒、妊娠、劳累可能诱发复发，应注意避免。

五、护理评估

1. 健康史

有无家族史，有无病毒感染史。

2. 症状

（1）视力障碍：表现为急性视神经炎或球后视神经炎，常伴眼球疼痛，部分有眼肌麻痹和复视。

（2）运动障碍：四肢瘫、偏瘫、截瘫或单瘫，以不对称瘫痪最常见。易疲劳，可为疾病首发症状。

（3）感觉异常：浅感觉障碍，肢体、躯干或面部针刺麻木感，异常的肢体发冷、蚁走感、瘙痒感或尖锐、烧灼样疼痛以及定位不明确的感觉异常。

（4）共济失调：不同程度的共济运动障碍。

（5）自主神经功能障碍：尿频、尿失禁、便秘，或便秘与腹泻交替出现，性欲减退、半身多汗和流涎等。

（6）精神症状和认知功能障碍：抑郁、易怒、脾气暴躁，也可表现为淡漠、嗜睡、强哭强笑等。

（7）发作性症状：指持续时间短暂、可被特殊因素诱发的感觉或运动异常，如构音障碍、共济失调、单肢痛性发作及感觉迟钝、面肌痉挛、阵发性瘙痒和强直性发作等。

3. 身体状况

（1）生命体征：尤其是呼吸、血氧。

（2）肢体活动障碍：肌力分级、肌力有无下降。

（3）二便障碍：有无尿失禁、尿潴留，有无尿管，有无便秘。

（4）呼吸：有无呼吸困难、咳嗽咳痰费力。

（5）视力：有无视力障碍、复视。

4. 心理状况

（1）有无焦虑、恐惧、抑郁等情绪。

（2）疾病对生活、工作有无影响。

六、护理诊断/问题

1. 生活自理能力缺陷

与肢体无力有关。

2. 躯体移动障碍

与脊髓受损有关。

3. 有受伤的危险

与视神经受损有关。

4. 有皮肤完整性受损的危险

与瘫痪及大小便失禁有关。

5. 便秘

与脊髓受累有关。

6. 潜在的并发症

感染与长期应用激素导致机体抵抗力下降有关。

七、护理措施

1. 环境与休息

保持病室安静舒适，病房内空气清新，温湿度适宜。病情危重患者应卧床休息。病情平稳时应鼓励患者下床活动，预防跌倒、坠床等不良事件的发生。

2. 饮食护理

指导患者进高热量、易消化、高维生素饮食，少食多餐，多吃新鲜蔬菜和水果。出现吞咽困难等症状时，进食应抬高床头，速度宜慢，并观察进食情况，避免呛咳，必要时遵医嘱留置胃管，并进行吞咽康复锻炼。

3. 严密观察病情变化，保持呼吸道通畅

出现咳嗽无力、呼吸困难症状给予吸氧、吸痰，并观察缺氧的程度，备好抢救物品。

4. 视力下降、视野缺损

视力下降、视野缺损的患者要注意用眼卫生，不用手揉眼，保持室内光线良好，环境简洁整齐。将呼叫器、水杯等必需品放在患者视力范围内，暖瓶等危险物品远离患者。复视患者活动时建议戴眼罩遮挡一侧眼部，以减轻头晕症状。

5. 感觉异常

感觉异常的患者，指导其选择宽松、棉质衣裤，以减轻束带感。洗漱时，以温水为宜，可以缓解疲劳。禁止给予患者使用热水袋，避免泡热水澡。避免因过热而导致症状波动。

6. 排泄异常

排泄异常的患者嘱其养成良好的排便习惯，定时排便。每日做腹部按摩，促进肠蠕动，排便困难时可使用开塞露等缓泻药物。平时多食含粗纤维食物，以保证大便通畅。留置尿管的患者，保持会阴部清洁、干燥。定时夹闭尿管，协助患者每日做膀胱、盆底肌肉训练，帮助患者控制膀胱功能。

7. 卧床患者

加强基础护理。保持床单位清洁、干燥，保证患者"六洁四无"。定时翻身、拍背、吸痰，保持呼吸道通畅，保持皮肤完好。肢体处于功能位，每日进行肢体的被动活动及伸展运动训练。能行走的患者，鼓励进行主动锻炼。锻炼要适度，并保证患者安全，避免外伤。

8. 注射干扰素

注射干扰素时，选择正确的注射方式，避免重复注射同一部位，选择注射部位轮流注射。注射前 15～30 min 将药物从冰箱取出，置室温环境复温，以减少注射部位反应。注射前冰敷注射部位 1～2 min，以缓解疼痛。注射部位在注射后先轻柔按摩 1 min 再冰敷（勿＞5 min），以降低红肿及硬块的发生。

9. 密切观察

使用激素时要注意观察生命体征、血糖变化。保护胃黏膜，避免进食坚硬、有刺激的食物。长期应用者，要注意预防感染。

10. 要做好患者心理护理

介绍有关疾病知识，鼓励患者配合医护人员的治疗，树立战胜疾病的信心，减轻恐惧、焦虑、抑郁等不良情绪，以促进疾病康复。

11. 健康指导

（1）合理安排工作、学习，生活有规律。

（2）保证充足睡眠，保持积极乐观的精神状态，增加自我照顾能力和应对疾病的信心。

（3）避免紧张和焦虑。

（4）进行康复锻炼，以保持活动能力，强度要适度。

（5）避免诱发因素，如感冒、发热、外伤、过劳、手术、疫苗接种，控制感染。

（6）正确用药，合理饮食。

（7）女性患者首次发作后 2 年内避免妊娠。

第二节 视神经脊髓炎的护理

视神经脊髓炎（neuromyelitis optica, NMO）是免疫介导的主要累及视神经和脊髓的原发性中枢神经系统炎性脱髓鞘病。Devic（1849 年）首次描述了单相病程的 NMO，称为 Devic 病。视神经脊髓炎在中国、日本等亚洲人群的中枢神经系统脱髓鞘病中较多见，而在欧美西方人群中较少见。

一、病因及发病机制

NMO 的病因及发病机制尚不清楚。长期以来关于 NMO 是独立的疾病实体，还是 MS 的亚型一直存在争议。近年研究发现 CNS 水通道蛋白 4（AQP4）抗体，是 NMO 较为特异的免疫标志物，被称为 NMO-IgG。与 MS 不同，NMO 是以体液免疫为主、细胞免疫为辅的 CNS 炎性脱髓鞘病。由于 NMO 在免疫机制、病理改变、临床和影像改变、治疗和预后等方面均与 MS 有差异，故大部分学者认为 NMO 是不同于 MS 的疾病实体。

二、临床表现

（1）任何年龄均可发病，平均年龄 39 岁，女：男比例为（5~10）：1。
（2）单侧或双侧视神经炎（optic neuritis, ON）以及急性脊髓炎（myelitis）是本病主要表现，其初期可为单纯的视神经炎或脊髓炎，亦可两者同时出现，但多数先后出现，间隔时间不定。
（3）视神经炎可单眼、双眼间隔或同时发病。多起病急，进展快，视力下降可至失明，伴眶内疼痛，眼球运动或按压时明显。眼底可见视乳头水肿，晚期可见视神经萎缩，多遗留显著视力障碍。
（4）脊髓炎可为横贯性或播散性，症状常在几天内加重或达到高峰，表现为双下肢瘫痪、双侧感觉障碍和尿潴留，且程度较重。累及脑干时可出现眩晕、眼震、复视、顽固性呃逆和呕吐、饮水呛咳和吞咽困难。根性神经痛、痛性肌痉挛和 Lhermitte 征也较为常见。
（5）部分 NMO 患者可伴有其他自身免疫性疾病，如系统性红斑狼疮、干燥综合征、混合结缔组织病、重症肌无力、甲状腺功能亢进、桥本甲状腺炎、结节性多动脉炎等，血清亦可检出抗核抗体、抗 SSA/SSB 抗体、抗心磷脂抗体等。
（6）经典 Devic 病为单时相病程，在西方多见。80%~90% 的 NMO 患者呈现反复发作病程，称为复发型 NMO，常见于亚洲人群。

三、辅助检查

1. 脑脊液
细胞数增多显著，约 1/3 的单相病程及复发型患者 MNC $> 50 \times 10^6$/L；复发型患者 CSF 蛋白增高明显，脑脊液蛋白电泳可检出寡克隆区带，但检出率较 MS 低。

2. 血清 NMO-IgG（AQP4 抗体）
NMO 血清 AQP4 抗体多为阳性，而 MS 多为阴性，为鉴别 NMO 与 MS 的依据之一。

3. MRI 检查
NMO 患者脊髓 MRI 的特征性表现为脊髓长节段炎性脱髓鞘病灶，连续长度一般 ≥ 3 个椎体节段，轴位像上病灶多位于脊髓中央，累及大部分灰质和部分白质。病灶主要见于颈段、胸段，急性期病灶处脊髓肿胀，严重者可见空洞样改变，增强扫描后病灶可强化。

4. 视觉诱发电位
P100 潜伏期显著延长，有的波幅降低或引不出波形。在少数无视力障碍患者中也可见 P100 延长。

5. 血清其他自身免疫抗体
NMO 患者可出现血清 ANAs 阳性，包括 ANA、抗 dsDNA、抗着丝粒抗体（ACA）、抗 SSB 抗体等。

四、治疗原则

视神经脊髓炎的治疗包括急性发作期治疗、缓解期治疗和对症治疗。

1. 急性发作期治疗

首选大剂量甲泼尼龙琥珀酸钠（甲强龙）冲击疗法，能加速 NMO 病情缓解。从 1 g/d 开始，静脉滴注 3～4 h，共 3 天，剂量阶梯依次减半，甲强龙停用后改为口服泼尼松 1 mg/（kg·d），逐渐减量。对激素有依赖性患者，激素减量过程要慢，每周减 5 mg，至维持量 15～20 mg/d，小剂量激素维持时间应较 MS 长一些。对甲强龙冲击疗法反应差的患者，应用血浆置换疗法可能有一定效果。一般建议置换 3～5 次，每次用血浆 2～3 L，多数置换 1～2 次后见效。无血浆置换条件者，使用静脉滴注免疫球蛋白（IVIG）可能有效，用量为 0.4 g/（kg·d），一般连续用 5 天为一个疗程。对合并其他自身免疫疾病的患者，可选择激素联合其他免疫抑制剂（如环磷酰胺）治疗。

2. 缓解期治疗

主要通过抑制免疫达到降低复发率、延缓残疾的目的，需长期治疗。一线药物方案包括硫唑嘌呤联用泼尼松或者利妥昔单抗（rituximab）。二线药物可选用环磷酰胺、米托蒽醌、吗替麦考酚酯（mycophenolate mofetil，MMF）等，定期使用 IVIG 或间断血浆交换也可用于 NMO 治疗。

3. 对症治疗

（1）疲劳：药物治疗常用金刚烷胺（amantadine）或莫达非尼（modafinil），用量均为 100～200 mg/d，早晨服用。职业治疗、物理治疗、心理干预及睡眠调节可能有一定作用。

（2）行走困难：中枢性钾通道拮抗剂达方吡啶（dafangpyridine），是一种能阻断神经纤维表面的钾离子通道的缓释制剂，2010 年被美国 FDA 批准用来改善各种类型 MS 患者的行走能力。推荐剂量为 10 mg（一片）口服，2 次/日，间隔 12 h 服用，24 h 剂量不应超过 2 片。常见不良反应包括泌尿道感染、失眠、头痛、恶心、灼热感、消化不良、鼻部及喉部刺痛等。

（3）膀胱功能障碍：可使用抗胆碱药物解除尿道痉挛，改善储尿功能，如索利那新（solifenacin）、托特罗定（tolterodine）、非索罗定（fesoterodine）、奥昔布宁（oxybutynin），此外，行为干预亦有一定效果。尿液排空功能障碍患者，可间断导尿，3～4 次/日。混合型膀胱功能障碍患者，除间断导尿外，可联合抗胆碱药物或抗痉挛药物治疗，如巴氯芬（baclofen）、多沙唑嗪（doxazosin）、坦索罗辛（tamsulosin）等。

（4）疼痛：对急性疼痛如 Lhermitte sign，卡马西平或苯妥英钠可能有效。度洛西汀（duloxetine）和普瑞巴林（pregabalin）治疗。加巴喷丁（gabapentin）和阿米替林（amitriptyline）对感觉异常如烧灼感、紧束感、瘙痒感可能有效。配穿加压长袜或手套对缓解感觉异常可能也有一定效果。

（5）认知障碍：目前仍缺乏疗效肯定的治疗方法，可应用胆碱酯酶抑制剂如多奈哌齐（donepezil）。

（6）抑郁：可应用选择性 5-羟色胺再摄取抑制剂（SSRI）类药物。心理治疗也有一定效果。

（7）其他症状：如男性患者勃起功能障碍可选用西地那非（sildenafil）治疗，眩晕症状可选择美克洛嗪（meclizine）、昂丹司琼（ondansetron）或东莨菪碱（scopolamine）治疗。

五、护理评估

1. 健康史

有无感染史（消化道、呼吸道），有无其他自身免疫性疾病，如系统性红斑狼疮、干燥综合征、混合结缔组织病、重症肌无力、甲状腺功能亢进、桥本甲状腺炎、结节性多动脉炎等。

2. 症状

（1）视神经损害：视力下降伴眼球胀痛，在眼部活动时明显。急性起病患者受累眼几小时或几天内部分或完全视力丧失。视野改变主要表现为中心暗点及视野向心性缩小，也可出现偏盲或象限盲；以视神经炎形式发病者，眼底早期有视盘水肿，晚期出现视神经萎缩。以球后视神经炎发病者早期眼底正常，晚期出现原发性视神经萎缩。

（2）脊髓损害：为脊髓完全横贯性损害，症状常在几天内加重或达到高峰，表现为双下肢瘫痪、双侧感觉障碍和尿潴留，且程度较重。累及脑干时可出现眩晕、眼震、复视、顽固性呃逆和呕吐、饮水呛咳和吞咽困难。根性神经痛、痛性肌痉挛也较为常见。

3. 身体状况

（1）生命体征：生命体征有无异常。
（2）肢体活动障碍：受累部位肢体肌力、肌张力，有无感觉障碍。
（3）吞咽困难：有无饮水呛咳，吞咽困难，洼田饮水试验分级。
（4）二便障碍：有无尿失禁、尿潴留，便秘。
（5）视力障碍：有无视力丧失、下降，视野缺损，偏盲，复视等。

4. 心理状况

（1）有无焦虑、恐惧、抑郁等情绪。
（2）疾病对生活、工作有无影响。

六、护理诊断/问题

1. 生活自理能力缺陷
与肢体无力有关。
2. 躯体移动障碍
与脊髓受损有关。
3. 有受伤的危险
与视神经受损有关。
4. 有皮肤完整性受损的危险
与瘫痪及大小便失禁有关。
5. 便秘
与脊髓受累有关。
6. 潜在的并发症
感染与长期应用激素导致机体抵抗力下降有关。
7. 有泌尿系统感染的危险
与长期留置尿管及卧床有关。
8. 知识缺乏
与疾病相关知识缺乏有关。
9. 焦虑
与担心疾病预后及复发有关。

七、护理措施

1. 环境与休息

保持病室安静舒适，病房内空气清新，温湿度适宜。病情危重的患者应卧床休息。病情平稳时鼓励患者下床活动，注意预防跌倒、坠床等不良事件的发生。

2. 饮食护理

指导患者进高热量、高蛋白质、高维生素食物，少食多餐，多吃新鲜蔬菜和水果。出现吞咽困难等症状时，进食应抬高床头，速度宜慢，并观察进食情况，避免呛咳。必要时遵医嘱留置胃管，并进行吞咽康复锻炼。

3. 安全护理

（1）密切观察病情变化，视力、肌力如有下降，及时通知医生。视力下降、视野缺损的患者要注意用眼卫生，不用手揉眼，保持室内光线良好，环境简洁整齐。将呼叫器、水杯等必需品放在患者视力范围内，暖瓶等危险物品远离患者。复视患者活动时建议戴眼罩遮挡一侧眼部，以减轻头晕症状。

（2）感觉异常的患者，指导其选择宽松、棉质衣裤，以减轻束带感。洗漱时，以温水为宜，可以缓解疲劳。禁止给予患者使用热水袋，避免泡热水澡。避免因过热而导致症状波动。

4. 肠道护理

排泄异常的患者嘱其养成良好的排便习惯，定时排便。每日做腹部按摩，促进肠蠕动，排便困难时可使用开塞露等缓泻药物。平时多食含粗纤维食物，以保证大便通畅。留置尿管的患者，保持会阴部清洁、干燥。定时夹闭尿管，协助患者每日做膀胱、盆底肌肉训练，增强患者控制膀胱功能的能力。

5. 基础护理

保持床单位清洁、干燥，保证患者"六洁四无"。定时翻身、拍背、吸痰，保持呼吸道通畅，保持皮肤完好。肢体处于功能位，每日进行肢体的被动活动及伸展运动训练。能行走的患者，鼓励其进行主动锻炼。锻炼要适度，并保证患者安全，避免外伤。

6. 用药护理

使用糖皮质激素应注意观察药物的副作用及并发症，及时有效遵医嘱给予处理。注意观察生命体征、血糖变化。保护胃黏膜，避免进食坚硬、有刺激的食物。长期应用者，要注意避免感染，并向患者及家属进行药物宣教，以取得其配合。使用免疫抑制剂应向患者及家属做好药物知识宣教，使其了解药物的使用注意事项及副作用，注意观察药物副作用，预防感染，定期抽血，监测血象及肝肾功能。

7. 心理护理

要做好患者心理护理，介绍有关疾病知识，鼓励患者配合医护人员的治疗，做好长期治疗的准备，树立战胜疾病的信心，减轻恐惧、焦虑、抑郁等不良情绪，以促进疾病康复。

8. 健康指导

（1）合理安排工作、学习，生活有规律。

（2）保证充足睡眠，保持积极乐观的精神状态，增加自我照顾能力和应对疾病的信心。

（3）避免紧张和焦虑的情绪。

（4）进行康复锻炼，以保持活动能力，强度要适度。

（5）正确用药，合理饮食。

第三节　急性播散性脑脊髓炎的护理

急性播散性脑脊髓炎（acute disseminated encephalomyelitis，ADEM）是一组发生在某些感染性疾病后或者免疫接种后的急性炎性脱髓鞘性疾病。病理特征为小静脉周围的炎性细胞浸润与脱髓鞘性改变。如病势暴发、凶险，病理改变显示中枢神经系统白质坏死、出血者，称为急性出血性坏死性白质脑病。

一、病因及发病机制

（一）病因

1. 感染后

各种感染性疾病，如麻疹、风疹、天花、水痘、带状疱疹、流行性感冒、猩红热、传染性单核细胞增多症或腮腺炎，又称为感染后脑脊髓炎。

2. 疫苗接种后

如狂犬病、乙脑、牛痘、风疹、百日咳、白喉等疫苗接种后，又称为疫苗接种后脑脊髓炎。

3. 无明显诱因

可能存在隐性感染。

（二）发病机制

发病机制不清，可能与机体免疫系统受到抗原刺激后，引起针对中枢神经系统组织的自身免疫反应有关；也可能抗原侵犯了中枢神经系统，改变了原来的抗原性，或是由于某种原因引起了隐蔽抗原的释放，随之与免疫系统接触，产生免疫反应，损及脑组织而致急性脱髓鞘性脑脊髓炎。

二、临床表现

本病可发生于任何年龄，以儿童与青壮年发病为多。男女发病率相近。通常在感染后 4～30 天或疫苗接种后 2～25 天内出现临床症状。病情进展较快，1～2 天内出现程度不同的神经系统症状，包括脑、脑干、小脑、脊髓、脑神经或脊神经根、神经丛、单或多神经病表现。

1. 脑膜症状

头痛、恶心、呕吐和脑膜刺激征。

2. 脑部症状

脑实质弥散性受损的症状，如意识障碍、癫痫、失语、精神症状、颅内高压、视盘水肿等，以及脑实质局灶性受损的症状，如偏瘫、偏盲、视力障碍和不自主运动等。

3. 脑干症状

脑神经和肢体交叉性麻痹或感觉障碍。

4. 小脑症状

共济失调、构音障碍等。

5. 脊髓症状

截瘫或四肢瘫，传导束型感觉障碍及大小便障碍。少数患者出现上升性麻痹。

6. 周围神经病

脑神经或脊神经根、神经丛、单或多神经病。

三、辅助检查

1. 脑脊液检查

压力正常或偏高，细胞数正常或轻中度增高，以淋巴细胞为主；蛋白含量正常或轻中度增高，多为 IgG，可出现寡克隆区带，急性期可测出髓鞘碱性蛋白及其抗体。

2. 脑电图

脑炎型患者脑电图显示弥散性慢波活动。

3. 影像学

头颅 CT 示大脑白质内弥散性、多灶性斑片状低密度区，可有明显增强表现，头 MRI 示病变区为长 T_1、长 T_2 信号改变，增强 MRI 可见病灶强化。

四、治疗原则

（1）及早短期给予大剂量肾上腺皮质激素药物治疗，以迅速控制病情，方法同多发性硬化。

（2）对症、支持和并发症处理躁动患者，可适当予以镇静剂，有头痛、呕吐等颅内压增高的表现时，可给予高渗葡萄糖或甘露醇类药物快速静脉滴注。对高热昏迷者，可以考虑选用冬眠疗法，或适当物理降温。有惊厥者，给予止痉剂。须注意热量与维生素的补给，必要时采用鼻饲，同时注意水、电解质平衡。

（3）恢复期给予康复治疗。

五、护理评估

1. 健康史

有无病毒感染史、出诊或疫苗接种史，有无特殊药物服用史。

2. 症状

（1）大脑弥漫性损害：意识障碍、精神异常。

（2）脑局灶性损害：偏瘫、偏盲、视力障碍和共济失调。

（3）脑膜受累：头痛、呕吐、脑膜刺激征。
（4）锥体外系受累：震颤、舞蹈样动作等。
（5）脊髓病变：受损平面以下部分或完全性截瘫或四肢瘫，上升性麻痹，传导束性感觉减退或消失，不同程度的膀胱及直肠功能障碍等。

3. 身体状况

（1）生命体征及意识状态，尤其是体温及意识。
（2）肢体活动障碍：肌力分级，肌力有无下降。
（3）癫痫发作：有无肢体抽搐。

4. 心理状况

有无焦虑、恐惧等情绪。

六、护理诊断/问题

1. 意识障碍

与大脑弥漫性损害有关。

2. 体温过高

与感染有关。

3. 有受伤的危险

与脑局灶性损害引起的偏瘫、偏盲、视力障碍、共济失调、精神障碍有关。

4. 有误吸的危险

与昏迷抽搐有关。

5. 营养失调：低于机体需要量

与高热、昏迷、鼻饲营养有关。

6. 有皮肤完整性受损的危险

与昏迷、抽搐、高热、尿便失禁有关。

7. 生活自理缺陷

与昏迷或肢体瘫痪有关。

8. 躯体移动障碍

与脑、脊髓受损后功能障碍有关。

9. 便秘

与长期卧床、自主神经功能受损有关。

10. 有泌尿系统感染的危险

与长期留置尿管及卧床有关。

七、护理措施

1. 环境与休息

保持病室安静舒适，病房内空气清新，温湿度适宜。急性期患者宜卧床休息，预防跌倒及坠床等不良事件发生。

2. 保证营养摄入，增强机体抗病能力

给予高热量、高蛋白质、高维生素、粗纤维的流质饮食。昏迷患者应根据医嘱放置胃管，给予鼻饲饮食。

3. 密切观察患者意识、瞳孔、生命体征的变化

高热的患者给予头置冰袋、温水或酒精擦浴，增加液体摄入量，遵医嘱给药。密切测量并记录体温的变化。

4. 观察胃管情况

鼻饲饮食时，应注意检查胃管是否在胃内以及胃液的颜色是否正常。

5. 加强皮肤护理

保持皮肤和床单位的清洁、干燥，及时更换湿衣服及被服。每 2～3 小时更换卧位 1 次。尿便失禁时及时更换尿垫，清洗会阴，并涂护臀霜保护。留置尿管的患者使用抗反流引流袋，根据患者不同情况定时规律地夹闭、开放引流袋，多喂水或增加补液量，每周更换无菌引流袋。

6. 密切观察患者情绪、行为的变化

减少环境刺激源，维持环境的安全性。当出现烦躁、暴力行为不可控时，遵医嘱给药及适当约束。

7. 使用糖皮质激素应注意观察药物的副作用及并发症

及时有效遵医嘱给予处理。注意观察生命体征、血糖变化。保护胃黏膜，避免进食坚硬、有刺激的食物。长期应用者，要注意避免感染，并向患者及家属进行药物宣教，以取得其配合。

8. 要做好患者及家属心理护理

介绍有关疾病知识，鼓励患者配合医护人员的治疗，树立战胜疾病的信心，减轻恐惧、焦虑等不良情绪，以促进疾病康复。

9. 健康指导

（1）遵医嘱坚持服药，定期复查。

（2）坚持肢体康复锻炼。

（3）合理饮食，注意保暖，预防感冒。

第七章 甲状腺疾病护理

第一节 甲状腺功能亢进症

一、概念

甲状腺功能亢进症系指由多种病因导致甲状腺功能增强,从而分泌甲状腺激素(TH)过多引起的临床综合征。临床上以高代谢症候群及甲状腺肿大为主要表现。

二、临床表现

本病多数起病缓慢,少数在精神创伤或感染后可急性起病;典型表现有高代谢综合征、甲状腺肿大及眼征。老人和小儿表现多不典型。

1. 甲状腺激素分泌过多综合征

(1) 高代谢综合征:由于T_3(三碘甲腺原氨酸)、T_4(甲状腺素)分泌过多促进营养物质代谢,病人产热与散热明显增多,以致出现怕热、多汗,皮肤温暖湿润,低热等。

(2) 精神、神经系统:神经过敏、多言好动、易激动、紧张焦虑、注意力不集中、记忆力减退,失眠;腱反射活跃,伸舌和双手向前平伸时有细震颤。

(3) 心血管系统:心率增快、心肌收缩力增强,收缩压增高、舒张压降低致脉压增大,由于心肌收缩力增强可有收缩期杂音,心律失常以房性期前收缩最常见;重则出现严重心律失常、心脏扩大、心力衰竭,称甲亢性心脏病。

(4) 消化系统:病人食欲亢进、消瘦、严重者呈现恶病质;大便频繁,甚至慢性腹泻;重者有肝大及肝功能异常,偶见显性黄疸。

(5) 肌肉骨骼系统:由于蛋白质分解增加,多数病人有肌无力、肌萎缩,行动困难,临床上呈慢性甲亢性肌病。不少病例可伴有周期性瘫痪,还可伴有重症肌无力等。

(6) 血液系统:白细胞计数偏低,可伴血小板减少性紫癜;部分病人有轻度贫血。

(7) 生殖系统:女性常有月经稀少、闭经,男性多阳痿、乳房发育,男女生育力均下降。

2. 甲状腺肿大

呈弥漫性对称性肿大,质地较软无压痛,随吞咽动作上下移动,听诊可闻及震颤和杂音。

3. 突眼征分非浸润性及浸润性突眼

(1) 非浸润性突眼(单纯性突眼):由交感神经兴奋性增加,眼外肌群及上睑肌张力增高所致,随着治疗可恢复。可无自觉症状,仅眼征阳性:①眼球向前突出,突眼度 ≤ 18 mm;②瞬目减少;③上眼睑挛缩,睑裂增宽;④上睑后缩,下视时上睑不能随眼球下移;⑤辐辏反射减弱,双眼聚合不良等。

(2) 浸润性突眼(恶性突眼):与自身免疫有关,眼球后水肿、淋巴细胞浸润,突眼度 > 18 mm;

病人主诉怕光、复视、视力减退，可合并眼肌麻痹；由于眼球高度突出致角膜外露，易受外界刺激，引起充血、水肿、感染，重则失明。

4. 甲状腺皮肤病

胫骨前黏液性水肿，多呈对称性，严重时呈象皮腿。少见，与自身免疫有关。

5. 老年性甲亢

老年性甲亢也叫淡漠型甲亢，起病隐袭，表现为嗜睡乏力、反应迟钝、心动过缓，症状多不典型，有时仅有厌食、腹泻等消化道表现；或以慢性肌病、甲亢性心脏病表现为主。

6. 甲状腺危象

系病情恶化时的严重症候群，可危及生命。

（1）诱因：①应激状态，如感染、手术、放射性碘治疗等；②严重躯体疾病，如充血性心力衰竭、低血糖症、败血症、脑血管意外等；③口服过量 TH 制剂；④手术中过度挤压甲状腺等。

（2）表现：① $T \geq 39℃$；②心率 ≥ 140 次/min；③恶心、畏食、呕吐、腹泻、大汗、休克；④神情焦虑、烦躁、嗜睡或谵妄、昏迷；⑤可合并心力衰竭、肺水肿等。

三、辅助检查

1. 基础代谢率（BMR）

正常 BMR 为 -10% ~ +15%，本病 95% 增高。测定应在禁食 12 h、睡眠 8 h 以上，静卧空腹状态下进行。

BMR 简易计算方法：BMR%：脉压 + 脉率 -111

2. 血清甲状腺激素测定

（1）血清游离甲状腺素（FT_4）：与游离三碘甲状腺原氨酸（FT_3）直接反应甲状腺功能状态。

（2）血清总甲状腺素（TT_4）：为甲状腺功能基本筛选试验，受血清甲状腺结合球蛋白（TBG）的影响，妊娠等因素使 TBG 变化时不应依靠此项检查做诊断。

（3）血清总三碘甲状腺原氨酸（TT_3）：为诊断的敏感指标，为本病初期、治疗中疗效观察与治疗后复发先兆，较为敏感。

（4）血清反 T_3（rT_3）：血清 rT_3 时 T_4 在外周组织的降解产物，部分病例发病初期或复发早期仅有 rT_3 升高，而作为较敏感诊断甲亢的指标。

3. 甲状腺摄 ^{131}I 率

本病诊断甲亢的符合率达 90%，用于鉴别不同病因的甲亢，但不能反映病情严重度与治疗中的病情变化。正常 3 h 为 5% ~ 25%，24 h 为 20% ~ 45%；高峰 24 h 出现。甲亢者：3 h > 25%，24 h > 45%，且高峰前移。

4. TSH 免疫放射测定分析

灵敏度高，广泛用于甲亢和甲状腺功能减退的诊断及治疗检测。

5. 三碘甲状腺原氨酸抑制试验（T_3 抑制试验）

口服一定剂量的 T_3 后再做摄 ^{131}I 率，甲亢时不受抑制，而单纯性甲状腺肿者受抑制，故此试验可作为甲亢与单纯性甲状腺肿的鉴别。老人及心脏病倾向者禁用。

6. 促甲状腺激素释放激素（TRH）兴奋试验

甲亢时血清 T_3、T_4 增高，反馈抑制 TSH，故 TSH 不受 TRH 兴奋。当静脉注射 TRH 200μg 后 TSH 升高者，可排除本病；如 TSH 不增高，则支持甲亢的诊断。本试验安全，可用于老人及心脏病人。

7. 甲状腺刺激性抗体测定（TSAb）

本病病人血中 TSAb 阳性检出率可达 80% ~ 95%，对本病早期有诊断意义，可判断病情活动、复发，还可作为治疗停药的重要指标。

四、治疗原则

1. 一般治疗

保证休息及营养，补充足够热量和营养，避免情绪波动，可适当使用镇静催眠剂，还可给予β受体阻滞剂等。

2. 抗甲状腺药物

目前常用药物分为硫脲类（甲硫氧嘧啶、丙硫氧嘧啶）及咪唑类（甲巯咪唑、卡比马唑）。作用机制为抑制甲状腺过氧化物酶，阻断甲状腺激素合成，具有一定的免疫抑制作用。丙硫氧嘧啶可抑制T_4转变为T_3。

（1）适应证：①症状轻、甲状腺较小；②年龄<20岁、妊娠（以丙硫氧嘧啶为宜）、年老体弱等不宜手术者；③术前准备；④甲状腺次全切除术后复发；⑤作为放射性^{131}I辅助治疗等。

（2）剂量与疗程：初始剂量硫脲类300 mg/d，咪唑类30 mg/d，至症状明显改善，T_3、T_4正常后可逐渐减量，最后减为维持量，总疗程1年半至2年，甚至更长。

（3）副作用：主要是粒细胞减少及药疹。粒细胞缺乏为致命性，多于初治2～3个月及复治1～2周发生。

五、护理措施

1. 一般护理

（1）病人安置于凉爽、安静、无强光刺激的房间中，避免因不良环境刺激导致病情加重。

（2）关心、体贴病人，说话态度要和蔼，掌握交流技巧，给病人以精神上的安慰，避免情绪激动。

（3）饮食选择高蛋白、高热量、多维生素、低碘饮食。鼓励病人多饮水，禁饮浓茶或咖啡等兴奋性饮料。

（4）嘱病人充分休息，减少体力消耗。

2. 观察体重

每周测量体重1次，每日测脉搏4次，以便及时观察治疗效果，调整治疗方案。

3. 药物治疗的护理

安排好服药时间，遵医嘱按时服药，病人不能自行停药。服药期间注意观察药物的不良反应，如白细胞降低、血小板降低、皮疹、发热、关节痛及肝功能损害等。一般用药初期每周查白细胞1次，以后根据病情每2周或1个月查1次。如白细胞低于$3\times10^9/L$，应进行保护性隔离，医护人员要严格执行隔离制度。

4. 突眼护理

有恶性眼球突出的病人，眼睑常不能闭合，易引起角膜损伤，故应注意保护角膜和球结膜。日间为防阳光及灰尘刺激可嘱病人戴茶色眼镜，用0.5%氯霉素眼药水滴眼，4次/日，以保持角膜湿润及预防感染。睡前涂抗生素眼膏，并用清洁的纱布轻轻覆盖，以防止角膜干燥及溃疡。睡眠时适当抬高头部，减轻眼部肿胀。同时，做好病人的心理护理，鼓励病人增加战胜疾病的信心。

5. 预防

甲亢危象的发生感染、过度劳累、精神创伤及术前准备不充分是甲亢危象的主要诱发因素；如发现病人有高热、心率加快、腹泻、呕吐等症状加重时，应立即报告医生，及时处理，控制病情。

第二节 甲状腺功能减退症

一、概念

甲状腺功能减退症是由于甲状腺激素分泌及合成不足或周围组织对甲状腺激素缺乏反应所引起的临床综合征。临床上可分为呆小病、幼年甲低、成人甲低。若甲状腺功能减退始于胎儿或新生儿期，称为克汀病；始于性发育前儿童，称为幼年型甲减；始于成人，称为成年型甲减。

二、临床表现

本病女性多见，男女之比为1：5～10。诊断时平均年龄55岁。除手术切除或放疗损毁腺体者外，多数起病隐袭，发展缓慢，早期缺乏特征，有长达10年后始有典型表现。典型症状如下。

1. 一般表现

怕冷，皮肤干燥少汗，粗厚、泛黄、发凉，毛发稀疏、干枯，指甲脆、有裂纹，疲劳，嗜睡，记忆力差，智力减退，反应迟钝，轻度贫血，体重增加。

2. 特殊面容

颜面苍白而蜡黄，面部水肿，目光呆滞，眼睑浮肿，表情淡漠，少言寡语，言则声嘶，吐词含混。

3. 心血管系统

心率缓慢，心音低弱，心脏呈普遍性扩大，常伴有心包积液，病人可出现明显脂代谢紊乱，呈现高胆固醇血症、高三酰甘油血症以及高β-脂蛋白血症，常伴有动脉粥样硬化症，冠心病发病率高于一般人群，但因周围组织的低代谢率，心输出量减低，心肌氧耗减少，故很少发生心绞痛与心力衰竭；有时血压偏高，但多见于舒张压。心电图呈低电压，T波倒置，QRS波增宽，P-R间期延长。

4. 消化系统

病人食欲减退、便秘、腹胀，甚至出现麻痹性肠梗阻。半数左右的病人有完全性胃酸缺乏。

5. 肌肉与关节系统

肌肉收缩与松弛均缓慢延迟，常感肌肉疼痛、僵硬。骨质代谢缓慢，骨形成与吸收均减少。关节疼痛，活动不灵，有强直感，受冷后加重，有慢性关节炎。偶见关节腔积液。

6. 内分泌系统

男性阳痿。女性月经过多，久病不治者亦可闭经。肾上腺皮质功能偏低，血和尿皮质醇降低。

7. 黏液性水肿昏迷

病情严重者可因寒冷、感染、手术和使用麻醉、镇静药物等因素诱发。临床表现为嗜睡，低体温（<35%）。呼吸减慢，心动过缓，血压下降，四肢肌肉松弛，反射减弱或消失，甚至出现昏迷、休克、心肾功能不全等危及生命，是甲减的终末表现，需立即抢救。冬季多发。

三、辅助检查

主要依靠检测TT_4、FT_4、TT_3、FT_3、TSH以及TRH兴奋试验等确立诊断。

1. 一般检查

①血常规常有轻、中度贫血，属正细胞正色素性，小细胞低色素性或大细胞型；②血糖正常或偏低，葡萄糖耐量曲线低平，血胆固醇、三酰甘油和β-脂蛋白增高；③检测血中抗体，如甲状腺微粒体抗体、甲状腺球蛋白抗体增高。

2. 甲状腺功能检查

①基础代谢率降低，常在-30%～-45%。②甲状腺摄碘率低于正常，呈扁平曲线。③血清T_4降低，常在38.6 nmol/L（30 ng/mL）以下，FT_4常<9.11 pmol/L（7.08 pg/mL）；血清T_3与FT_3亦可有不同程度降低，但轻中度病人有时可正常，血清rT_3可低于0.3 nmol/L（0.2 ng/mL）。

3. 病变部位测定

①血清TSH或STSH（IRMA）原发性甲减者增高，下丘脑-垂体性者减低。②TRH兴奋试验，血清TSH无升高反应者提示垂体性，延迟升高者为下丘脑性。如TSH基值已增高，TRH刺激后更高，提示原发性甲减。③血清T_3、T_4增高，血清TSH基值或对TRH兴奋试验反应正常或增高，临床无甲亢表现，提示为外周TH受体抵抗甲减。

4. X线检查

做头颅平片、CT、磁共振或脑室造影，以除外垂体肿瘤、下丘脑或其他引起甲减症的颅内肿瘤。原发性甲减，垂体与蝶鞍可继发性增大。

5. 甲状腺自身抗体检查

病因与甲状腺自身免疫有关者，病人血中抗甲状腺微粒体抗体（TMA）和抗甲状腺球蛋白抗体（TGA）可增高。

四、治疗原则

治疗药物包括一般治疗药物与特异性的甲状腺激素补充制剂两大类。

1. 一般治疗

此类药物的使用将有助于改善患者的各种伴发情况，如有贫血者可补充铁剂、维生素 B_{12}、叶酸等，胃酸不足者应补充稀盐酸。

2. 甲状腺激素治疗

甲减患者最主要的病理生理学改变是体内甲状腺激素不足并产生一系列后果，故必须用甲状腺激素补充体内激素之不足。治疗中要注意剂量存在明显的个体差异。对于老年患者或伴心血管疾病者，要从小剂量开始，逐渐加量，直至满意为止。

五、护理措施

1. 一般护理

（1）饮食护理：选择高热量、高蛋白、易消化的低盐、低脂饮食。

（2）重症病人应卧床休息，加强生活护理。有嗜睡或精神症状时，应注意病人安全，避免发生意外。

2. 症状护理

（1）对体温偏低、代谢率低的病人，应采取保暖措施，如加盖棉被、置热水袋等。

（2）病人常有便秘，可适当服用缓泻剂，并多吃新鲜蔬菜和水果。适当活动，增加肠蠕动，以保持排便通畅。

（3）病人皮肤干燥粗糙，应注意加强皮肤护理，每天用温水擦洗全身，可涂润滑剂。

（4）每周测量体重1次，每天记录出入量，观察有无水肿减轻、体重下降。

3. 注意事项

遵医嘱按时服药，并观察疗效及药物的不良反应。如病人出现心动过速或心前区不适，应立即报告医生处理。

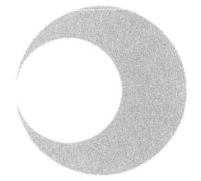

第八章 胸外科护理

第一节 肋骨骨折的护理

一、概述

(一)定义

肋骨骨折（fractures of ribs）是指肋骨的完整性和连续性中断，是最常见的胸部损伤。肋骨骨折多发生于第 4～7 肋。多根、多处肋骨骨折，可出现反常呼吸运动，又称为连枷胸，表现为吸气时软化胸壁内陷，呼气时外凸，严重者可发生呼吸和循环衰竭。

(二)病因

1. 外来暴力

多数肋骨骨折是由外来暴力所致。

2. 病理因素

多见于恶性肿瘤转移和严重骨质疏松等。

(三)临床表现及并发症

1. 临床表现

主要表现为骨折部位疼痛，深呼吸、咳嗽或体位改变时加重，可有骨擦音，可触及骨折断端和骨摩擦感，连枷胸者可出现反常呼吸运动。

2. 并发症

气胸、血胸、低血容量性休克、皮下气肿。

(四)主要辅助检查

胸部 X 线检查为首选检查方法，可显示肋骨骨折的断裂线或断端错位、血气胸等。

(五)诊断和鉴别诊断

1. 诊断

依据受伤史、临床表现和 X 线检查可诊断。

2. 鉴别诊断

肋软骨炎、胸壁结核。

(六)治疗原则

治疗原则是止痛、固定和预防肺部感染，积极处理并发症。

二、常见护理诊断

1. 疼痛

与肋骨骨折，胸壁损伤有关。

2. 气体交换受损

与胸廓受损，反常呼吸运动有关。

三、护理措施

1. 术前护理常规

（1）现场急救：多根、多处肋骨骨折患者极易出现严重的呼吸循环功能障碍，应配合医师采取紧急措施。用厚敷料加压包扎固定或牵引固定伤处胸壁，消除反常呼吸，促使伤侧肺膨胀，维持正常呼吸功能。

（2）观察生命体征：注意神志、瞳孔，呼吸频率、节律、幅度变化，观察有无气管移位、皮下气肿等。注意胸部和腹部体征以及肢体活动情况，警惕复合伤。

（3）保持呼吸道通畅：及时清除气道内血液、分泌物和吸入物。

（4）减轻疼痛与不适：遵医嘱行胸带或宽胶布固定，应用镇痛镇静剂，患者咳痰时，协助或指导其用双手按压患侧胸壁。

（5）术前准备：协助医师做好术前准备。

（6）心理护理：与患者交流，减轻焦虑情绪和对手术的担心。

2. 术后护理常规

（1）病情观察与记录：观察生命体征、呼吸状况等。

（2）维持有效气体交换：给予持续吸氧，鼓励咳嗽、深呼吸，指导呼吸功能训练促进患侧肺复张。

（3）减轻疼痛与不适：同术前。

（4）预防肺部和胸腔感染：鼓励患者有效的咳嗽咳痰，遵医嘱应用抗生素。

（5）胸腔闭式引流的护理：按胸腔闭式引流护理常规。

四、健康教育

1. 休息与运动

根据损伤的程度进行合理的休息，适当活动，避免剧烈运动。

2. 饮食指导

加强营养，进食高热量、高维生素、高蛋白饮食。

3. 用药指导

遵医嘱用药。

4. 心理指导

了解患者思想状况，解除顾虑，增强战胜疾病信心。

5. 康复指导

注意安全，防止意外事故的发生。

6. 复诊须知

三个月后复查X线片，以了解骨折愈合情况。告知患者若出现胸痛、呼吸困难等症状应及时与医生联系。

第二节 气胸的护理

一、概述

（一）定义

气胸（pneumothorax）就是由于各种原因导致胸膜腔内气体积聚促使肺萎陷，引起机体一系列病理生理改变，一般分为闭合性（closed pneumothorax）、开放性（open pneumothorax）和张力性（tension pneumothorax）三类。

（二）病因
肺组织损伤或胸壁创伤是引起气胸的主要原因，三类气胸的病因分别如下：

1. 闭合性气胸

闭合性气胸多并发于肋骨骨折。

2. 开放性气胸

开放性气胸多并发于胸部穿刺伤。

3. 张力性气胸

张力性气胸主要原因是较大的肺泡破裂、较大较深的肺裂伤或支气管破裂。

（三）临床表现及并发症

1. 临床表现

（1）闭合性气胸：胸腔积气量小，肺萎陷小于30%，多无明显症状。积气量大时主要表现为胸闷、胸痛、气促和呼吸困难。胸膜腔内压力小于大气压。

（2）开放性气胸：主要表现为气促、明显呼吸困难、鼻翼扇动、口唇发绀，重者伴有休克症状。胸膜腔内压力基本等于大气压。

（3）张力性气胸：主要表现为严重或极度的呼吸困难、发绀、烦躁、意识障碍、大汗淋漓、昏迷、休克，甚至窒息。胸膜腔内压力大于大气压。

2. 并发症

皮下气肿、血胸。

（四）主要辅助检查

1. 影像学检查

X线检查为气胸主要诊断方法。

2. 诊断性穿刺

胸膜腔穿刺可抽出气体。

（五）诊断和鉴别诊断

1. 诊断

根据临床表现及辅助检查可诊断。

2. 鉴别诊断

肺大疱、急性心肌梗死。

（六）治疗原则

以抢救生命为首要原则。

1. 局部治疗

（1）闭合性气胸：肺萎陷超过30%者，应行胸膜腔穿刺抽气或胸腔闭式引流。

（2）开放性气胸：应先封闭伤口，尽早行清创缝合，后行胸膜腔闭式引流。

（3）张力性气胸：应先穿刺抽气降低胸膜腔内压力，后行胸膜腔闭式引流。

2. 全身治疗

（1）预防感染。

（2）维持呼吸与循环。

二、常见护理诊断

1. 气体交换受损

与疼痛、胸部损伤或肺萎陷有关。

2. 疼痛

与组织损伤有关。

3. 潜在并发症

肺部或胸腔感染。

三、护理措施

1. 术前护理

（1）现场急救：危及生命时，护士应协同医师施以急救。开放性气胸者，立即用敷料封闭伤口，使之成为闭合性气胸。

（2）保持呼吸道通畅：吸氧，雾化吸入，协助咳嗽、排痰。必要时吸痰。

（3）缓解疼痛：指导患者及家属咳嗽时用双手按压胸壁，减轻疼痛，必要时给予镇痛药。

（4）动态观察病情变化：观察生命体征变化，呼吸频率、节律、幅度变化，观察有无气管移位、皮下气肿等。

（5）预防感染：保持呼吸道通畅，遵医嘱使用抗生素。

（6）术前准备：协助医师做好术前准备。

（7）心理护理：与患者交流，减轻焦虑情绪和对手术的担心。

2. 术后护理

（1）病情观察与记录：观察生命体征、呼吸状况等。

（2）维持有效气体交换：给予持续吸氧，鼓励咳嗽、深呼吸，指导呼吸功能训练促进患侧肺复张。

（3）减轻疼痛与不适：同术前。

（4）预防肺部和胸腔感染：鼓励患者有效的咳嗽咳痰，遵医嘱应用抗生素。

（5）做好胸腔闭式引流的护理：按胸腔闭式引流护理常规。

四、健康教育

1. 休息与运动

适当活动，活动量逐渐增加，避免剧烈运动。

2. 饮食指导

加强营养，进食高热量、高维生素、高蛋白饮食。

3. 用药指导

遵医嘱用药。

4. 心理指导

了解患者思想状况，解除顾虑，增强战胜疾病信心。

5. 康复指导

戒烟，注意口腔卫生，预防感冒。

6. 复诊须知

告知患者若出现胸痛、呼吸困难等症状应及时与医生联系。

第三节 血胸的护理

一、概述

（一）定义

血胸（hemothorax）是指胸部损伤导致的胸膜腔积血。血胸与气胸可同时存在，称为血气胸。

（二）病因

多数因胸部损伤所致。肋骨断端或利器损伤胸部均可能刺破肺、心脏、血管而导致胸膜腔积血。

（三）临床表现及并发症

1. 临床表现

小量血胸无明显症状。中量血胸和大量血胸，可出现脉快、气促、胸闷，严重者可出现低血容量休克。

2. 并发症

低血容量休克、气胸。

（四）主要辅助检查

1. 实验室检查

血常规检查示血红蛋白和血细胞比容下降。

2. X线检查

小量血胸显示肋膈角消失，大量血胸显示胸膜腔大片阴影。

3. 胸膜腔穿刺

抽得血性液体时即可确诊。

（五）诊断和鉴别诊断

1. 诊断

根据临床表现及辅助检查可诊断。

2. 鉴别诊断

陈旧性胸腔积液、膈肌破裂。

（六）治疗原则

1. 非进行性血胸

小量积血可自行吸收，大量积血应早期行胸膜腔穿刺抽出积血，必要时放置胸膜腔闭式引流。

2. 进行性血胸

应立即剖胸止血，补充血容量。

3. 凝固性血胸

出血停止后数日内剖胸清除积血和血块。

二、常见护理诊断

1. 组织灌注量改变

与失血引起的血容量不足有关。

2. 气体交换受损

与疼痛、胸部损伤、肺组织受压有关。

3. 潜在并发症

感染。

三、护理措施

1. 术前护理

（1）现场急救：胸部若有较大异物，不应立即拔除，以免出血不止。若出现危及生命的情况，应协同医生施以急救。

（2）动态观察病情变化：①生命体征监测：严密观察生命体征，尤其注意呼吸频率及呼吸音的变化，有无缺氧征象，如有异常，立即报告医师予以处理。②观察引流液：应密切观察胸腔引流液颜色、性质和量。若每小时引流量大于100 mL，并持续3 h以上，呈鲜红色、有血凝块、患者出现烦躁不安、血压下降、脉搏增快、尿少等血容量等不足的表现，血细胞计数、血红蛋白及血细胞比容持续下降，胸部X线显示胸腔大片阴影，应提示有活动性出血。需立即通知医师，应做好开胸止血的准备。

（3）维持有效循环血量和组织灌注量：建立静脉通路，积极补充血容量和抗休克；遵医嘱合理安排输注晶体和胶体溶液，根据血压和心肺功能等控制补液速度。

2. 术后护理

（1）血流动力学监测：密切观察生命体征及引流变化，若发现有活动性出血的征象，应立即报告医师并协助处理。

（2）维持呼吸功能。①观察呼吸：密切观察呼吸频率、节律及幅度的变化；②吸氧：根据病情给予吸氧，观察血氧饱和度变化；③体位：若生命体征平稳，可取半卧位，以利呼吸及引流；④清理呼吸道：协助患者叩背、咳痰，教会其深呼吸及有效咳嗽的方法，以清除呼吸道分泌物。

（3）预防并发症：①用药：遵医嘱合理使用抗生素，有开放性伤口者，应注射破伤风抗毒素；②病情观察：密切观察体温、局部伤口和全身情况的变化；③保持呼吸道通畅：鼓励患者咳嗽、咳痰，保持呼吸道通畅，预防肺部并发症的发生。

（4）疼痛的护理：给予心理护理，加强护患沟通，耐心倾听患者的诉说，分散患者的注意力；给予安置舒适体位；咳嗽时协助患者按压手术切口减轻疼痛，必要时遵医嘱应用止痛药物。

四、健康教育

1. 休息与运动

适当活动，活动量逐渐增加，避免剧烈运动。

2. 饮食指导

加强营养，进食高热量、高维生素、高蛋白饮食，提高机体免疫力。

3. 用药指导

遵医嘱用药。

4. 心理指导

了解患者思想状况，解除顾虑，增强战胜疾病信心。

5. 康复指导

注意安全，防止意外事故发生。戒烟，注意口腔卫生，预防感冒。

6. 复诊须知

告知患者若出现胸痛、呼吸困难等症状应及时与医生联系。

第四节 食管平滑肌瘤的护理

一、概述

（一）定义

食管平滑肌瘤（esophageal leiomyoma）是指由于食管贲门部的神经肌肉功能障碍所致的食管功能性疾病。

（二）病因

食管平滑肌瘤的病因至今尚未明确。多发生于食管固有肌层，以纵行肌为主。

（三）临床表现及并发症

1. 临床表现

吞咽困难是最常见症状，呈间歇性发作。可伴有上腹部不适、反酸、呕吐及食欲下降等。

2. 并发症

反流性食管炎、吸入性肺炎。

（四）主要辅助检查

1. 食管钡餐 X 线造影

食管钡餐 X 线造影是本病的主要诊断方法。

2. 食管镜检查

食管镜检查可明确肿瘤的部位、大小、形状和数目。

(五) 诊断和鉴别诊断

1. 诊断

食管平滑肌瘤的诊断可依据病史、临床表现及辅助检查。

2. 鉴别诊断

纵隔肿瘤、食管癌。

(六) 治疗原则

一旦诊断明确，主张手术治疗。

二、常见护理诊断

1. 营养失调：低于机体需要量

与吞咽困难、手术后禁食有关。

2. 焦虑/恐惧

与对手术的危险及担心疾病预后有关。

三、护理措施

1. 术前护理

（1）饮食护理：能进食者给予高蛋白、高热量、富含维生素的流质或半流质饮食。不能进食者静脉补充液体，纠正水电解质紊乱。

（2）口腔护理：指导患者正确刷牙，餐后或呕吐后，立即给予温开水或漱口液漱口，保持口腔清洁。

（3）术前准备：①呼吸道准备：术前2周戒烟，训练患者深呼吸、有效咳痰的动作。②胃肠道准备：术前3天给予流质饮食，在餐后饮温开水漱口，冲洗食管，以减轻食管黏膜的炎症和水肿，术前一日晚给予开塞露或辉力纳肛，术前6~8h禁饮食。③术前2~3日训练患者床上排尿、排便的适应能力。④皮肤准备：术前清洁皮肤，常规备皮（备皮范围：上过肩，下过脐，前后过正中线，包括手术侧腋窝）。⑤术前一日晚按医嘱给安眠药。⑥手术日早晨穿病员服，戴手腕带，摘除眼镜、活动性义齿及饰物等，备好水封瓶、胸带、X线片、病历等。

（4）心理护理：解说手术治疗的意义；解释术后禁食的目的，并严格遵照医嘱恢复饮食。

2. 术后护理

（1）按全麻术后护理常规，麻醉未清醒前去枕平卧位，头偏向一侧，以防误吸而窒息，意识恢复血压平稳后取半卧位。

（2）病情观察：术后加强对生命体征的监测，防止出现血容量不足或心功能不全。

（3）呼吸道护理：①观察呼吸频率、幅度、节律及双肺呼吸音变化。②氧气吸入5 L/min，必要时面罩吸氧。③鼓励患者深呼吸及有效咳嗽，必要时吸痰。④稀释痰液：用雾化稀释痰液、解痉平喘、抗感染。⑤疼痛显著影响咳嗽者可应用止痛剂。

（4）胸腔闭式引流管护理：按胸腔闭式引流护理常规护理。

（5）胃肠减压护理：①严密观察引流量、性状、气味并记录。②妥善固定胃管，防止脱出，持续减压。③经常挤压胃管，保持通畅。引流不畅时，可用少量生理盐水低压冲洗。④术后3~4日待肛门排气、胃肠减压引流量减少后，拔出胃管。

（6）饮食护理：①食管黏膜破损者：按食管癌术后饮食护理。②食管黏膜未破损者：术后48 h左右拔除胃管，术后第3日胃肠功能恢复后进流食，少食多餐。术后第5日过渡到半流食，术后第7日可进普食，以易消化、少纤维的软食为宜，细嚼慢咽。避免吃过冷或刺激性食物。

四、健康教育

1. 休息与运动

术后尽早下床活动，活动量逐渐增加，劳逸结合。

2. 饮食指导

指导患者进高蛋白、高热量、富含维生素饮食，少食多餐。

3. 用药指导

按医嘱准确用药。

4. 心理护理

与患者交流，增强战胜疾病的信心。

5. 康复指导

告知患者保持口腔卫生，出院后继续进行术侧肩关节和手臂的锻炼，以恢复正常的活动功能。

6. 复诊须知

告知患者术后需要定期门诊随访。若出现发热、胸痛、咽下困难等表现应及时与医生联系。

第九章 胃肠外科疾病护理

第一节 腹外疝的护理

体内某个器官或组织离开其正常解剖部位,通过先天或后天形成的薄弱点、缺损或空隙进入另一部位,称为疝(hernia)。疝最多发生在腹部,腹部疝尤其以腹外疝多见。腹腔内的脏器或组织经腹壁薄弱点或孔隙向体表突出形成的包块,称为腹外疝(ventral hernia abdominal external hernia)。根据腹外疝发生部位可分为腹股沟疝(腹股沟斜疝、腹股沟直疝)、股疝、脐疝、切口疝、白线疝等,其中以腹股沟斜疝发病率最高,占全部腹外疝的75%~90%。腹股沟疝男性发病率明显高于女性,两者之比约为15:1。

一、发病机制及分类

(一)病因

腹壁强度降低和腹内压力增高是腹外疝发病的两个主要原因。

1. 腹壁强度降低

腹壁强度降低是引起腹外疝的根本原因,发生腹外疝的局部腹壁均为强度减弱的区域。腹壁强度降低的原因有:①先天性因素:某些组织或器官穿过腹壁造成局部腹壁强度下降,如精索或子宫圆韧带穿过腹股沟管,股动、静脉穿过股环,脐血管穿过脐环,先天性发育不全的腹白线也可成为腹壁的薄弱区;②后天性因素:因腹部手术切口愈合不良、腹壁外伤后感染、年老体弱或肥胖所致的腹壁肌肉萎缩,均使腹壁强度降低。

2. 腹内压力增高

腹内压力增高是腹外疝形成的重要诱因。腹内压增高的常见原因有慢性咳嗽、便秘、排尿困难、腹水、妊娠、举重、婴儿经常啼哭、体力劳动等。

(二)病理解剖

典型的腹外疝由疝环、疝囊、疝内容物和疝外被盖组成(图9-1)。

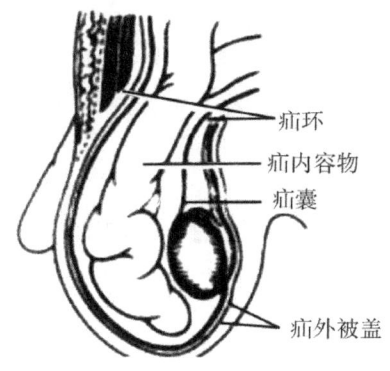

图9-1 腹外疝的解剖结构

1. 疝环

疝环是疝内容物向体表突出的门户，即腹壁的薄弱区或缺损处。

2. 疝囊

疝囊是壁腹膜经疝环向外突出形成的囊袋物，由疝囊颈、疝囊体、疝囊底三部分组成。

3. 疝内容物

疝内容物是进入疝囊的腹腔内脏器或组织，最常见的为小肠，其次是大网膜。其他如盲肠、阑尾、膀胱等，可作为疝内容物进入疝囊。

4. 疝外被盖

覆盖在疝囊外的腹壁各层组织，通常为皮肤、皮下组织、肌肉、筋膜。

（三）病理类型

根据腹外疝的可复程度和血供情况，可分为以下四种类型。

1. 易复性疝

疝内容物很容易回纳腹腔内，称为易复性疝，临床上最常见。

2. 难复性疝

疝内容物不能完全回纳腹腔内，称为难复性疝，其内容物大多是大网膜。若腹腔内的间位器官如盲肠或乙状结肠也伴随小肠、网膜滑入疝囊，则这些间位器官就成为疝囊壁的一部分，这种疝称滑动性疝，也属于难复性疝。

3. 嵌顿性疝

疝环较小而腹内压突然增高时，疝内容物可强行扩张疝囊颈而进入疝囊，随后因疝囊颈的弹性收缩，将内容物卡住，使其不能回纳腹腔内，称为嵌顿性疝。

4. 绞窄性疝

疝的嵌顿若未能及时解除，肠管及其系膜受压程度不断加重，可使动脉血流减少，最后导致完全阻断，即为绞窄性疝。嵌顿性疝和绞窄性疝实际只是一个病理过程的两个阶段，临床上很难截然分开。早期在没有发生缺血坏死之前称为嵌顿性疝；一旦疝内容物发生缺血坏死，即为绞窄性疝。

二、护理评估

（一）健康史

1. 腹内压增高的病史

如长期慢性咳嗽、习惯性便秘、前列腺增生、排尿困难、大量腹水、举重、扛重物、腹部突遭重压、多次生育史，婴儿经常啼哭等。

2. 腹壁强度降低的病史

有无腹部外伤或手术史，造成腹壁缺损、腹壁神经损伤或腹壁薄弱；是否存在年老体弱、过度肥胖、糖尿病等腹壁肌肉萎缩的因素。

（二）身体状况

1. 易复性疝

除腹股沟区有肿块和偶有胀痛外，并无其他症状。肿块常在站立、行走、咳嗽或用力排便时出现，多呈带蒂柄的梨形，可降至阴囊或大阴唇。如患者平卧休息用手将肿块回纳腹腔，此时触及腹壁的缺损处，患者咳嗽时检查者指尖能感知冲击感。

2. 难复性疝

除了胀痛加重外，主要特点是疝块不能完全回纳。滑动性斜疝多见于右侧腹股沟区，除了疝块不能完全回纳外，尚有"消化不良"或便秘等症状。

3. 嵌顿性疝

其多发生于斜疝，主要原因是重体力劳动或用力排便等因素使腹内压骤增，表现为疝块突然增大，伴有明显疼痛，平卧或用手推送不能使之回纳。肿块紧张发硬，且有明显触痛，疝内容物若是肠道，还可伴有腹部绞痛、恶心、呕吐、腹胀、停止排气排便等机械性肠梗阻的表现。疝一旦嵌顿，自行回纳的机会较少，多数患者的症状会逐渐加重，若不及时处理，终将发展成为绞窄性疝。

4. 绞窄性疝

临床症状较严重，因疝内容物发生感染侵及周围的组织，会引起疝块局部软组织的急性炎症和腹膜炎的表现，严重者可发生脓毒症。但在肠袢坏死穿孔时，可因疝块内的压力骤降而使疼痛暂时缓解，因此疼痛减轻但肿块仍存在者，不可当作是病情好转。

腹外疝除了以上的表现外，不同部位的疝块还有其各自的临床特点（表9-1）。

表9-1 常见腹外疝的临床特点

	腹股沟斜疝	腹股沟直疝	股疝	脐疝	切口疝
发病年龄	儿童及青壮年	老年男性	中年妇女	婴儿期	任何年龄（有腹部手术史）
突出途径	腹股沟管深环→腹股沟管→腹股沟管浅环→阴囊（或阴唇）	直疝三角（不进入阴囊或阴唇）	股环→股管→隐静脉裂孔（卵圆孔）	脐环	手术切口的瘢痕处
疝块外形	腹股沟管内呈椭圆形，出浅环后呈梨形	基地较宽，呈半球形	乒乓球大小的半球形	球形或锥形	形态不一
回纳疝块后压住深环	疝块不再出现	疝块仍可突出	–	–	–
嵌顿机会	较多	少见	最多	较少	少见

（三）心理-社会状况

患者有无因疝块反复突出影响工作和生活而感到焦虑不安，有无对手术存在顾虑，患者对预防腹内压增高的相关知识的掌握程度。

（四）辅助检查

1. 实验室检查

疝内容发生感染时，血常规检查示白细胞、中性粒细胞计数比例升高；粪便检查显示隐血试验阳性或见白细胞。

2. X线检查

疝内容物若是肠道，嵌顿性疝或绞窄性疝可见肠梗阻的X线征象。

3. 透光试验

腹股沟斜疝透光试验阴性，此检查方法可与睾丸鞘膜积液鉴别。

（五）治疗要点

1. 非手术治疗

婴幼儿腹肌可随年龄生长逐渐强壮，疝有自行消失的可能性，故半岁以内的患儿可暂不手术，采用棉束带或绷带压住腹股沟管深环，防止疝块突出，并给发育中的腹肌以增强的机会。年老体弱或伴有严重疾病不能耐受手术者，将医用疝带一端的软压垫对着疝环顶住，防止疝块突出。长期使用疝带可使疝囊颈受到反复摩擦而增厚，易致疝囊与疝内容物粘连，增加疝嵌顿的发病率。

2. 手术治疗

腹外疝一般应及早手术治疗，常用的方法有：

（1）单纯疝囊高位结扎术：适用于儿童或绞窄性肠坏死，或局部有严重感染者。手术方法是皮下环处小切口显露疝囊颈，予以高位结扎或贯穿缝合疝囊颈。

（2）疝修补术：成人在疝囊高位结扎后，加强或修补薄弱的腹壁缺损区，治疗较为彻底。

常用的手术方法有传统疝修补术、无张力疝修补术、经腹腔镜疝修补术。嵌顿性疝，若嵌顿时间<3～4h，在确定无绞窄情况下可试行手法复位，复位后严密观察腹部情况，一旦出现腹膜炎或肠梗阻的表现应立即手术探查。绞窄性疝的疝内容物已坏死则须紧急手术治疗。

三、护理诊断/问题

1. 急性疼痛

与疝块嵌顿和绞窄及手术创伤有关。

2. 知识缺乏

缺乏预防腹外疝复发的有关知识。

3. 体液不足

与嵌顿或绞窄性疝引起的肠梗阻有关。

4. 潜在并发症

术后切口感染、阴囊血肿、术后疝复发等。

四、护理目标

（1）患者及其家属知道腹外疝的治疗与预后的有关知识。

（2）患者疼痛减轻。

（3）患者的体液得到及时补充。

（4）患者未发生并发症或并发症能得到及时发现和正确处理。

五、护理措施

（一）非手术治疗的护理

1. 棉束带压迫治疗的护理

婴幼儿的腹股沟疝采用棉束带压迫治疗期间，应经常检查束带的松紧度，过松起不到治疗作用，过紧小儿会感到不适而哭闹；束带被粪、尿污染后应立即更换，以免浸渍过久发生皮炎。脐疝可用1元硬币大小的硬物外裹柔软棉布压迫脐环处，再用棉束带或绷带固定，固定后要经常检查，防止移位导致压迫失效。

2. 疝带压迫治疗的护理

采用疝带压迫治疗时，应向患者阐明疝带由弹性钢板外裹帆布制成，有左右之分，应指导患者正确佩戴，防止压迫错位而起不到效果。长期佩戴疝带患者会产生厌烦情绪，应劝慰患者，说明使用疝带的意义，使其能配合治疗和护理。

3. 密切观察病情变化

对嵌顿性疝手法复位的患者，应密切观察腹部情况变化，如患者腹痛不能缓解或疼痛加重，甚至出现腹膜炎的表现，要及时和医生联系，以得到处理。

（二）手术前护理

1. 一般护理

（1）休息与活动：择期手术的患者术前体位和活动一般不受限制，但巨大疝的患者应卧床休息2~3日，回纳疝内容物后，使局部组织松弛，减轻充血与水肿，有利于术后切口愈合。

（2）饮食护理：进易消化饮食，多饮水，多吃蔬菜等富含纤维素的饮食，以保持大便通畅。怀疑嵌顿性或绞窄性疝者应禁食。

2. 病情观察

观察腹部情况，患者若出现明显腹痛、伴疝块增大明显、紧张发硬且触痛明显、不能回纳腹腔，应高度警惕嵌顿疝发生的可能，需立即通知医生，及时处理。

3. 治疗配合

（1）控制诱因：术前有咳嗽、便秘、排尿困难等引起腹内压增高的因素存在时，除急诊手术外，均应做出相应的处理，否则术后易复发；吸烟者术前2周开始戒烟；注意保暖，防止感冒。

（2）严格备皮：目的是防止切口感染，避免疝的复发。术前嘱患者沐浴，按规定的范围严格备皮，对会阴部、阴囊部位的皮肤准备更要仔细，既要剃净阴毛又要防止剃破皮肤，皮肤破损应立即通知医生。手术日晨需再检查一遍皮肤准备情况，如有皮肤破损应暂停手术。

（3）灌肠和排尿：手术前晚给患者灌肠，清洁肠道，防止术后腹胀和便秘。送患者进手术室前嘱患者排尽尿液，预防术中误伤膀胱。

（4）嵌顿性或绞窄性疝准备：做好紧急术前准备，特别是合并急性肠梗阻的患者，往往有脱水、酸中毒和全身中毒症状，甚至发生感染性休克，应遵医嘱对腹胀、呕吐者胃肠减压；术前有体液失衡者应予纠正；病情严重者需做抗感染、备血等处理。

（三）手术后护理

1. 一般护理

（1）体位与活动：术后取平卧位，膝下垫一软枕使髋关节微屈，以松弛切口的张力和减少腹腔内的压力，利于切口愈合和减轻疼痛。患者一般于手术后 3～6 日考虑离床活动。采用无张力疝修补术的患者可以早期离床活动，但年老体弱、复发性疝、绞窄性疝、巨大疝的患者卧床时间应延长至术后 10 日，以防止术后初期疝的复发。卧床期间要加强对患者的日常生活和进食、排便的照顾，并注意翻身和适度的床上活动。

（2）饮食：术后 6～12 h 可进水及流质，次日可进半流质、软食或普食。

2. 病情观察

（1）预防阴囊血肿：因位置较低，渗血、渗液容易积聚，所以术后切口部位常规用沙袋压迫（重 0.5 kg）24 h 以减轻渗血；使用丁字带或阴囊托托起阴囊，促进渗血、渗液的回流和吸收。经常观察伤口有无渗血、阴囊是否肿大，如有异常应报告医生及时处理。

（2）预防切口感染：切口感染是疝复发的主要原因之一。注意观察体温及切口情况，保持敷料清洁、干燥，避免大小便污染，尤其是婴幼儿更应加强护理。如果发现敷料脱落或污染应及时更换，以防切口感染。嵌顿性或绞窄性疝手术后，易发生切口感染，遵医嘱常规应用抗生素。

（3）预防复发：术后应注意保暖，以防受凉引起咳嗽。如有咳嗽应及时用药治疗，并嘱患者在咳嗽时用手掌按压切口，减少腹内压增高对切口愈合的不利影响。保持大小便通畅，如有便秘应及时处理。

（4）其他观察处理：术后患者出现急性腹膜炎或有排尿困难、血尿、尿外渗表现时，可能为术中肠管损伤或膀胱损伤，应及时报告医生处理。

（四）心理护理

向患者及其家属解释腹外疝的发病原因和诱发因素，手术治疗的必要性及预防复发的有效措施，消除其紧张情绪。若患者希望用无张力修补片，应向其介绍补片材料的优点和费用等。对非手术治疗者，应鼓励患者耐心配合。

（五）健康教育

（1）患者出院后逐渐增加活动量，3 个月内应避免重体力劳动或提举重物。

（2）平时生活要有规律，避免过度紧张和劳累；保持大便通畅，多饮水，多进食高纤维素的食物，养成每日定时排便的习惯。

（3）避免腹内压增高的各种因素，如注意保暖，防止受凉而引起咳嗽。嘱患者避免用力排便。若疝复发，应及早诊治。

六、护理评价

（1）患者及其家属是否知道腹外疝的治疗与预后的有关知识。

（2）患者疼痛是否减轻。

（3）患者的体液是否得到及时补充。

（4）患者有无发生并发症或并发症能否得到及时发现和正确处理。

第二节　胃、十二指肠溃疡外科治疗的护理

一、外科治疗简介

胃、十二指肠溃疡（gastroduodenal ulcer），又称为消化性溃疡（peptic ulcer）或溃疡病，包括胃溃疡（gastric ulcer，GU）、十二指肠溃疡（duodenal ulcer，DU）及复合性溃疡，是一种世界范围的常见病。发病年龄在 21～25 岁者占 70%，男性发病率明显高于女性。溃疡病的发生是多种因素综合作用的结果，其中最重要的是胃酸分泌异常、幽门螺杆菌感染和黏膜防御机制的破坏。

（一）外科治疗适应证

绝大多数溃疡病可用内科综合疗法获得痊愈，约有 25% 的患者最终或一开始就必须手术治疗。目前比较明确的手术适应证为：①胃、十二指肠溃疡急性穿孔；②胃、十二指肠溃疡大出血；③胃、十二指肠溃疡瘢痕性幽门梗阻；④胃溃疡恶变；⑤内科治疗无效的顽固性溃疡。

（二）外科手术方法简介

外科治疗溃疡病的目的是治愈溃疡，消灭症状，防止复发。由于胃酸和胃蛋白酶分别由壁细胞和主细胞分泌，其分泌活动主要受神经系统（通过迷走神经）和体液因素（胃窦黏膜分泌的胃泌素）的调节。因此，手术切断迷走神经加胃窦部切除或切除胃的大部，都能减少胃酸和胃蛋白酶的分泌，使溃疡得到永久的治愈。目前主要的手术治疗方法分为以下两类。

1. 胃大部切除术

胃大部切除术是我国治疗溃疡病常用的手术方法，适用于治疗胃、十二指肠溃疡。传统的切除范围是胃远侧的 2/3～3/4，包括胃体大部、整个胃窦部、幽门部和十二指肠球部（图 9-2）。胃大部切除术的手术方式可分为三类。

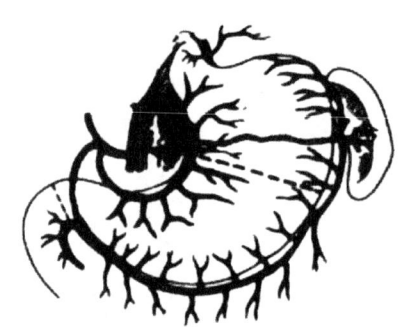

图 9-2　胃大部切除范围示意图

（1）毕罗（Billroth）Ⅰ式：是在胃大部切除后将胃的剩余部分与十二指肠切端吻合（图 9-3），多用于胃溃疡。其优点是操作较简单，吻合后的胃肠道接近正常解剖生理状态，胆汁、胰液反流入残胃较少，术后因胃肠功能紊乱而引起的并发症亦较少；缺点是有时为了避免残胃与十二指肠吻合的张力过大致使切除胃的范围不够，增加了术后溃疡复发的机会。

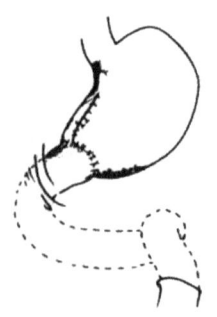

图 9-3　毕罗Ⅰ式胃大部切除术

（2）毕罗Ⅱ式：在胃大部切除后，将胃的剩余部分与空肠上段吻合，十二指肠残端关闭（图9-4），适用于各种胃、十二指肠溃疡，特别适用于十二指肠溃疡。该术式的优点是即使胃切除较多，胃空肠吻合口也不致张力过大，术后溃疡复发率低；缺点是吻合方式改变了正常的解剖关系，术后发生胃肠道功能紊乱的可能性较毕罗Ⅰ式多。

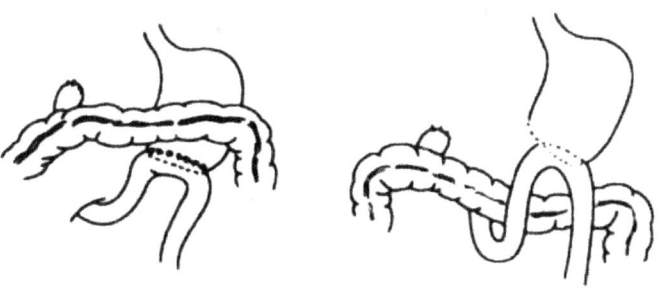

（1）胃空肠结肠的前吻合术　　　（2）胃空肠结肠的后吻合术

图 9-4　毕罗Ⅱ式胃大部切除术

2. 胃迷走神经切断术

该术式主要用于治疗十二指肠溃疡，其理论依据是切断了迷走神经，既消除了神经性胃酸分泌，又消除了迷走神经引起的胃泌素分泌，从而减少了体液性的胃酸分泌。此手术方法目前临床已较少应用。胃迷走神经切断术可分为三种类型：①迷走神经干切断术；②选择性迷走神经切断术；③高选择性迷走神经切断术。

二、护理评估

（一）健康史

胃、十二指肠溃疡病在秋冬和冬春之交发病率较高。饮食不当、情绪波动、气候变化都可诱发或加重病情。

（1）询问患者有无长期生活饮食不规律，暴饮暴食，进食刺激性食物（如饮酒、喝咖啡、喝浓茶及进食辛辣饮食）等。

（2）了解患者有无长期精神过度紧张、忧虑、情绪激动、过度脑力劳动等，是否具有"多愁善感"素质，是否是"O"型血型。

（3）既往有无长期服用对胃肠黏膜有刺激性药物，如阿司匹林、吲哚美辛、磺胺及皮质类固醇药等。

（4）既往有无溃疡病史、慢性胃炎和十二指肠炎病史。

（二）身体状况

1. 急性穿孔

急性穿孔是胃十二指肠溃疡常见、最严重的并发症，常见部位为胃幽门部或十二指肠前壁。穿孔后因胃、十二指肠内容物流入腹膜腔，突然发生刀割或撕裂样剧痛，消化液沿升结肠旁沟向右下腹流动，引起右下腹疼痛，并很快扩散至全腹；可发生休克；全腹压痛、反跳痛，以右上腹最明显；腹肌紧张呈板状强直，随着大量腹腔渗液的稀释，强直程度和腹痛有相应的减轻；肠鸣音消失，约75%的患者可发现肝浊音区缩小或消失；腹腔积液超过500 mL时，可叩出移动性浊音。站立位X线检查约有80%的患者膈下可见半月状的游离气体影，腹腔穿刺可能发现黄绿色混浊液或食物残渣。

2. 急性大出血

急性大出血主要表现为急性呕血及柏油样便，好发部位为胃小弯或十二指肠后壁。呕血前有恶心，便血前突感便意，出血后软弱无力、头晕眼黑，甚至晕厥或休克。根据临床表现可评估失血的程度：出血量达50～80 mL即可出现柏油样便；如果十二指肠溃疡出血量大而迅猛，可出现色泽较鲜红的血便。短期内失血量超过400 mL时，患者出现面色苍白、口渴、脉搏快而有力、血压正常但脉压小的循环代偿（休克早期症状）现象。当失血量超过800 mL时，可出现明显的休克失代偿现象，出冷汗、脉搏细速、呼吸浅促、血压下降等。实验室检查示血红蛋白、红细胞计数和血细胞比容均下降（早期由于血液浓缩，可能下降不明显，需在短期内反复测定），纤维胃镜有助于确诊。

3. 瘢痕性幽门梗阻

患者有长期的溃疡病史，突出症状是呕吐大量不含胆汁、带有酸臭味的宿食，且呕吐频繁，常发生在晚间或下午，上腹膨隆，可见胃型及蠕动波，有振水音；长期呕吐会出现低钾、低氯性代谢性碱中毒。

4. 胃溃疡癌变

胃溃疡癌变多见于年龄较大的慢性胃溃疡患者，十二指肠溃疡极少恶变。其主要表现为上腹部疼痛的节律性消失，呈持续性顽固性腹痛、厌食、乏力、消瘦，药物治疗无效，大便隐血试验呈持续阳性，应及早行钡餐及胃镜检查以确诊。

（三）心理-社会状况

溃疡病常反复发作，经久不愈，可直接影响患者的学习和工作。当出现呕血、便血或严重的并发症时，患者往往无充分的心理准备，易出现焦虑、恐惧、紧张心理。由于知识缺乏，会对治疗前途缺乏信心，对手术产生恐惧心理。

（四）辅助检查

1. 内镜检查

内镜检查是目前确诊胃十二指肠溃疡的首选检查方法，可明确溃疡部位，并可在直视下取活组织行幽门螺杆菌检测及病理学检查；若有溃疡出血，可在胃镜下止血治疗。

2. X线钡餐检查

可在胃十二指肠溃疡部位显示一周围光滑、整齐的龛影或见十二指肠球部部变形。上消化道出血时不宜行钡餐检查。

3. 胃酸测定

迷走神经切断术前后测定胃酸对评估迷走神经切断是否完整有帮助，成功的迷走神经切断术后最大胃酸排出量应下降70%。胃酸测定前必须停服抗酸药物。

（五）治疗要点

1. 急性穿孔

对于症状轻、一般情况较好的空腹小穿孔，可试行半坐卧位、禁食、胃肠减压、输液、抗生素治疗等非手术疗法。经非手术治疗6~8h后不见好转的空腹穿孔、饱食后穿孔、顽固性溃疡穿孔或伴有幽门梗阻、大出血、恶变等并发症者可采取手术疗法。若患者一般情况好，腹腔炎症和胃十二指肠壁水肿较轻，可施行胃大部切除术或高选择性迷走神经切断术，否则仅行穿孔修补术。

2. 急性大出血

大多数患者可用非手术疗法止血，包括镇静、卧床休息、补液、输血、静脉点滴西咪替丁、经胃管行冷生理盐水灌洗；在胃镜直视下，局部注射去甲肾上腺素、电凝或喷雾黏合剂多能取得满意疗效。但对年龄60岁以上，或有动脉硬化、反复出血或输血后血压仍不稳定者，应及早施行包含出血溃疡病灶在内的胃大部切除术。

3. 瘢痕性幽门梗阻

经充分的术前准备后行胃大部切除术，彻底解除梗阻。

三、护理诊断／问题

1. 急性疼痛

与胃十二指肠黏膜受侵蚀及酸性胃液的刺激有关。

2. 营养失调：低于机体需要量

与溃疡病所致摄入不足、消化吸收障碍及并发症致营养损失过多有关。

3. 焦虑

与溃疡迁延不愈合、发生并发症及对手术担忧有关。

4. 潜在并发症

出血、感染、十二指肠残端破裂、吻合口瘘、胃肠道梗阻、倾倒综合征等。

四、护理目标

（1）患者疼痛减轻或消失。

（2）患者营养状况得到改善，机体抵抗力及手术耐受力增强。

（3）患者焦虑减轻，舒适感增加，能配合治疗及护理。

（4）患者未发生并发症或并发症能得到及时发现和正确处理。

五、护理措施

（一）手术前护理

1. 心理护理

消除紧张焦虑情绪，解释手术相关知识，增强患者对手术的了解和信心。

2. 改善营养状况

给予高蛋白、高热量、高维生素、易消化、无刺激性的饮食，少量多餐，必要时输液，术前一日进半流质饮食。

3. 并发症的观察和护理

（1）溃疡病急性穿孔：基本原则和方法同急性腹膜炎的术前护理。取半坐卧位，禁食，持续胃肠减压以防止胃肠内容物继续漏入腹腔，有利于腹膜炎的好转或局限。静脉输液，应用抗生素，严密观察病情变化。

（2）急性大出血患者术前准备：患者取平卧位，可给镇静剂，一般应暂禁食。胃管中注入冷生理盐水，可加入适量去甲肾上腺素。静脉点滴西咪替丁，每次0.4 g，每6小时1次，也有良好的止血效果。酌情输血输液，开始时滴速宜快，待休克纠正后就应减慢速度。血压宜维持在稍低于正常水平，有利于减轻局部出血。在此期间，每半小时测血压、脉搏1次，记录呕血、便血量及患者的神志变化，有无头晕、心悸、冷汗、口渴、晕厥，并记录每小时尿量。经短期（6~8 h）输血（600~900 mL），而血压、脉搏及一般情况仍未好转；或虽一度好转，但停止输血或减慢输血速度后，症状又迅速恶化；或在24 h内输血量超过1 000 mL才能维持血压和血细胞比容者，均说明出血仍在继续，应迅速手术。

（3）溃疡瘢痕性幽门梗阻：积极纠正脱水、低钠、低氯、低钾和代谢性碱中毒。根据病情给予流质饮食或暂禁食，同时由静脉补给营养以改善营养状况，提高手术耐受力。必要时术前2~3日行胃肠减压，每晚用温和的等渗盐水洗胃，以减轻长期梗阻所致的胃黏膜水肿，避免术后愈合不良。

（4）胃溃疡癌变：术前增加患者营养，以提高手术耐受力。进食高热量、高蛋白、高维生素、易消化饮食。如患者有进食梗阻症状，则应禁食，给予静脉高营养，必要时输新鲜血液。讲解术后胸式呼吸、咳嗽、翻身、早期下床活动的意义，指导患者深呼吸、按压伤口咳嗽的方法。

4. 灌肠

手术前1日晚灌肠，术日晨放置胃管。

5. 其他

行迷走神经切断术的患者，术前应测定基础胃酸分泌量和最大胃酸分泌量，作为判断手术治疗效果的对照依据。

（二）手术后护理

1. 一般护理

（1）病情观察：监测生命体征、神志、尿量、切口渗液情况，记录24 h液体出入量。

（2）胃肠减压：术后放置胃管3~4天，肛门排气后才可拔除。胃管脱落不可重新插回。

(3)体位与活动：血压平稳后取低半卧位，鼓励患者早期活动，促进肠蠕动恢复。

(4)饮食：拔除胃管后当日可少量饮水，每次60 mL，每1～2小时一次；第2日进半量流食，每次50～80 mL；第3日可进全量流食，每次100～150 mL，以蛋汤、菜汤、藕粉为宜；若进食后无腹痛、腹胀等不适，第4日可进半流食，如稀饭；第10～14日可进软食。注意少量多餐，少食牛奶、豆类、甜食等易产气食物，忌生、冷、硬、油炸、辛辣等刺激性食物。

2. 术后并发症的观察和护理

(1)吻合口出血：是胃大部分切除术后最早出现的并发症。术后24 h内有少量暗红色或咖啡色胃液从胃管引出，不超过100～300 mL属正常情况。若术后短期内从胃管内引流出鲜血超过300 mL，甚至呕血和黑便，可能发生吻合口出血；若发生在24 h内多因术中止血不彻底；若发生在术后4～6天，多为胃吻合口部位黏膜坏死脱落所致；若发生在术后10～12天，大多数为吻合口缝线感染所致。可采取禁食、用止血药物、输液、输血等措施，如果无效或每小时出血量超过500 mL时，应再次手术止血。

(2)十二指肠残端破裂：是毕罗Ⅱ式术后最严重的并发症。多发生在术后24～48 h或1周左右，表现为右上腹突发剧痛和明显的腹膜刺激征。应立即手术处理，在十二指肠破裂处置管持续引流，术后积极纠正水、电解质紊乱，同时给予肠外营养或术中行空肠造瘘，同时应用抗生素控制感染。

(3)胃肠吻合口破裂或瘘：少见，常发生于术后5～7日，多因吻合口张力过大、低蛋白血症、组织水肿等致组织愈合不良引起，若出现急性腹膜炎，应立即手术修补或引流。吻合口瘘一般于数周后能自行愈合，若经久不愈则须手术。吻合口破裂必须立即手术。

(4)术后梗阻。

①吻合口梗阻：多因吻合口过小、吻合时胃肠壁翻入过多、吻合口水肿等引起，表现为进食后上腹饱胀、呕吐，呕吐物为胃内容物不含胆汁。一般经禁食、胃肠减压、输液后可缓解，若3～4周后仍不缓解则需再次手术解除梗阻。

②输入空肠袢梗阻：发生于毕罗Ⅱ式术后，多因近侧空肠在吻合处形成锐角或输入肠袢过长、曲折引起。若为急性完全性梗阻，表现为突发上腹部剧痛，频繁呕吐，量少不含胆汁，呕吐后症状不缓解。上腹部压痛明显甚至可扪及包块，应及早手术解除梗阻；若为慢性不完全性梗阻，表现为进食后30 min呕吐大量胆汁，呕吐后症状消失。若症状在数周或数月内不能缓解，则需手术治疗。

③输出空肠袢梗阻：发生于毕罗Ⅱ式术后，多因粘连、大网膜水肿、结肠压迫所致，表现为进食后上腹饱胀、呕吐，呕吐物含食物和胆汁。先行非手术疗法，若不缓解应手术解除梗阻。

(5)倾倒综合征：多发生于毕罗Ⅰ式术后。

①早期倾倒综合征：症状的发生与食物的性质和量有关，进甜食和牛奶等高渗饮食易引起症状，表现为进食10～20 min后出现上腹闷胀、心悸、出汗、头晕、呕吐及肠鸣、腹泻等，患者面色苍白，脉搏加速、血压稍高。多数患者经调整饮食后，症状可减轻或消失，包括少食多餐，避免过甜、过咸、过浓、过热流质，宜进低碳水化合物、高蛋白饮食，餐时限制饮水，进餐后平卧10～20 min。多数患者半年至一年内能逐渐自愈，极少数患者症状长期不缓解，应考虑手术治疗。

②晚期倾倒综合征：多在进食后2～3 h发作，表现为无力、出汗、饥饿感、嗜睡、眩晕等。原因是因为食物过快地进入空肠，葡萄糖迅速吸收致血糖浓度过高，刺激胰腺产生过多胰岛素而继发的低血糖现象，故又称低血糖综合征。

(6)吻合口溃疡：是术后常见的远期并发症，绝大多数发生在十二指肠溃疡术后。溃疡发生的部位，多是在接近吻合口的输出段空肠黏膜（65%），其次是吻合口边缘（30%）。其原因与原发溃疡相似，80%～90%仍存在胃酸过高现象。症状与原发溃疡病基本相同，但疼痛的规律性不明显，在上腹部吻合口部位有压痛，纤维胃镜或钡餐检查可确诊。

(7)碱性反流性胃炎：术后的一种特殊类型病变，发生率为5%～35%，常发生于毕罗Ⅱ式术后1～2年。由于胆汁、胰液反流，胆盐破坏了胃黏膜对氢离子的屏障作用，使胃液中的氢离子逆流弥散于胃黏膜内，引起胃黏膜炎症、糜烂，甚至形成溃疡。其临床表现主要为上腹部持续性烧灼痛，进食后症状加重；抗酸药物服用后无效；胆汁性呕吐，呕吐后症状不减轻，胃液分析胃酸缺乏；食欲差，体重减轻，胃炎常引起长期少量出血而导致贫血。胃镜检查显示慢性萎缩性胃炎。

（8）营养障碍：胃大部分切除术后，少数患者可出现消瘦、贫血等营养障碍。①消瘦：由于术后胃容积缩小，肠排空速度加快，消化时间缩短，食糜不能充分与消化液混合，致使消化功能减退。患者便次增多，多为稀便，粪内含不消化的脂肪和肌纤维，使患者的进食热量不足，体重逐渐减轻。②贫血：因术后胃酸减少，食物不经过十二指肠，小肠蠕动快，影响铁盐的吸收而发生缺铁性小红细胞性贫血。极少数患者因缺乏抗贫血内因子，致维生素 B_{12} 的吸收障碍而发生营养性巨幼红细胞性贫血。

3. 迷走神经切断术后并发症

（1）胃潴留：随着对迷走神经解剖的不断了解以及手术方法的不断改进，这一并发症已逐渐减少。其多发生在术后 3~4 天，即拔除胃管后，表现为上腹饱胀不适，呕吐食物或带有胆汁。检查可见上腹部明显饱满或隆起。钡剂检查可见胃扩张，伴有大量液体潴留，胃壁张力减退，蠕动消失，无排空现象，但以手推压钡剂能通过吻合口或幽门。小肠功能正常。以上症状一般在手术后 1~2 周逐渐消失。

（2）腹泻：是比较常见的并发症，症状严重者不多见，表现为进食后肠蠕动亢进、肠鸣、腹痛、腹泻，排出水样便而自行缓解。其发生与迷走神经切断术方式有很大关系。迷走神经干切断术及选择性迷走神经切断术未加胃管引流术者，腹泻发生率较高。高选择性迷走神经切断术后腹泻发生率 < 1%。

六、护理评价

（1）患者疼痛是否减轻或消失。
（2）患者营养状况是否得到改善，机体抵抗力及手术耐受力是否增强。
（3）患者焦虑是否减轻，舒适感是否增加，能否配合治疗及护理。
（4）患者是否发生并发症或并发症能否得到及时发现和正确处理。

第三节　胃癌的护理

胃癌（gastric cancer）是消化道常见的恶性肿瘤，居我国恶性肿瘤之首，多见于胃窦部，高发年龄为 40~60 岁。

胃癌大体类型分为早期胃癌和进展期胃癌。早期胃癌，是指癌组织浸润仅限于黏膜或黏膜下层，不论其有无淋巴结转移；进展期胃癌，是指癌组织已浸润肌层、浆膜层或浆膜层外组织。进展期胃癌按 Borrmann 分类分为 4 型：Ⅰ 型即结节型，Ⅱ 型指无浸润的溃疡型，Ⅲ 型指有浸润的溃疡型，Ⅳ 型即弥漫型（图 9-5）。

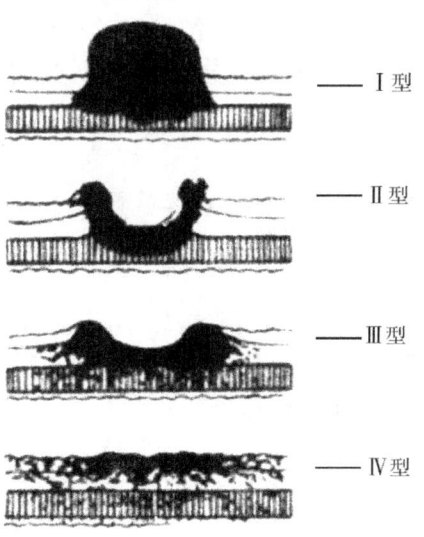

图 9-5　胃癌的 Borrmann 分型

胃癌的组织类型，按世界卫生组织的分类法分为：①乳头状腺癌；②管状腺癌；③低分化腺癌；④黏液腺癌；⑤印戒细胞癌；⑥未分化癌；⑦特殊类型癌，包括类癌、腺鳞癌、鳞状细胞癌、小细胞癌。

胃癌的转移途径有直接浸润、淋巴转移、血行转移及腹腔种植转移。其中，淋巴转移是胃癌的主要转移途径。

一、护理评估

（一）健康史

1. 饮食生活因素

长期进食熏烤、腌制食品及被真菌污染的食物者，胃癌发病率比一般人要高，因上述食品中含亚硝酸盐、真菌霉素等致癌物质。此外，吸烟者胃癌的发生率也较高。

2. 胃幽门螺杆菌感染史

幽门螺杆菌感染与胃癌的发生有关，且随着幽门螺杆菌抗体滴度的升高，胃癌发生的危险性也增加。胃幽门螺杆菌感染率较高的国家和地区也是胃癌高发区。

3. 癌前病变

某些胃的良性疾病，如胃溃疡、慢性萎缩性胃炎、胃腺瘤性息肉、胃空肠吻合术后残胃慢性炎症及胃黏膜上皮细胞的异型性增生等，可能发展为胃癌，这种情况称为"癌前病变"。

4. 家族遗传史

胃癌有明显的家族易感倾向，其发病率高于普通人群的 2～3 倍。

（二）身体状况

1. 症状

早期身体无典型症状，胃溃疡恶变可出现疼痛节律改变，半数患者较早出现上腹隐痛，一般服药后可暂时缓解。胃窦部癌可致幽门部分完全梗阻，出现餐后饱胀、恶心呕吐；贲门部和高位小弯部胃癌，可有进食梗阻感；癌肿破溃或侵袭血管可导致上消化道大出血，少量出血时粪便隐血试验阳性；溃疡型胃癌可发生急性胃穿孔。部分患者可有食欲减退、嗳气、反酸等，类似消化性溃疡或慢性胃炎的症状。晚期患者呈恶病质状态。

2. 体征

体检早期可仅有上腹部深压痛，晚期患者可扪及上腹部肿块。若出现肝脏等远处转移时，可有肝大、腹水、锁骨上淋巴结肿大。发生直肠前凹种植性转移时，直肠指检可触及肿块。

（三）心理–社会状况

多数患者因"胃病"到医院就医，当高度怀疑或确诊为胃癌时，患者往往无心理准备，常表现为恐惧、绝望或悲哀、沮丧、忧郁等心理变化；有些患者对治疗缺乏信心，甚至放弃治疗；有些患者因缺乏手术治疗、化疗及康复的相关知识，心理准备不充分，会表现忧虑的反应。

（四）辅助检查

1. 内镜检查

纤维胃镜是诊断早期胃癌的最有效方法，可直接观察病变部位，并做活检确定诊断。超声胃镜能观察到胃黏膜以下各层次和胃周围邻近脏器的图像。

2. 影像学检查

（1）X 线钡餐检查：X 线气钡双重对比检查可发现较小而表浅的病变。

（2）腹部超声：主要用于观察胃的邻近脏器受浸润及淋巴结转移的情况。

（3）螺旋 CT：有助于胃癌的诊断和术前临床分期。

3. 实验室检查

粪便隐血实验常呈持续阳性。

（五）治疗要点

早期发现、早期诊断、早期治疗是提高胃癌疗效的关键。手术是首选的方法，辅以化疗、放疗及免疫疗法等提高疗效。

1. 手术治疗

（1）根治性手术：是整块切除胃的全部或大部，大、小网膜和区域淋巴结，并重建消化道。

（2）微创手术：包括胃镜下的胃黏膜病灶切除和腹腔镜下的胃楔形切除、胃部分切除，甚至是全胃切除。

（3）姑息性手术：癌细胞广泛转移，不能做根治性切除术的患者，可行癌肿在内的胃部分切除术，又称姑息性切除术。

（4）短路手术：晚期胃癌合并梗阻而不能切除者，可行胃空肠吻合术或食管空肠吻合术等短路手术，以解决患者的进食问题。

2. 化学治疗

化学治疗是最主要的辅助治疗方法，在术前、术中、术后使用，可抑制癌细胞的扩散和杀伤残存的癌细胞，从而提高手术效果，常用的药物有 5- 氟尿嘧啶、丝裂霉素、阿霉素等。

3. 其他治疗

其他治疗包括放疗、生物免疫治疗、中医中药治疗等。

二、护理诊断／问题

1. 焦虑或恐惧

与胃癌的确诊、手术的危险性、并发症的发生有关。

2. 营养失调：低于机体需要量

与下列因素有关：①摄入食物不足，消化吸收不良；②肿瘤所致消耗性代谢；③消化道对化疗的反应；④禁食、呕吐等。

3. 知识缺乏

缺乏疾病的防治知识或与手术有关的康复知识。

4. 潜在并发症

胃癌穿孔、出血、幽门梗阻、化疗副作用等。

三、护理目标

（1）患者焦虑、恐惧感降低。

（2）患者的体质和营养状况得到改善。

（3）患者掌握了手术治疗的相关知识。

（4）患者未发生并发症或并发症能得到及时发现和正确处理。

四、护理措施

（一）手术前护理

1. 心理护理

消除紧张、焦虑情绪，解释手术的相关知识，增强患者对手术的了解和信心。

2. 改善营养状况

给予高蛋白、高热量、高维生素、易消化、无刺激性的饮食，少量多餐，必要时输液。术前一日进半流质饮食。

3. 急性穿孔患者的护理

取半卧位（有休克者取平卧位），禁食、持续胃肠减压，输液，应用抗生素，严密观察病情变化。

4. 消化道大出血患者的护理

平卧位，暂时禁食，情绪紧张者给予镇静剂，输液、输血，应用止血药物。密切观察患者神志、血压、脉搏的变化，记录每小时尿量，观察记录呕血和便血的情况。若经 6～8 h 治疗，输血 600～900 mL 休克仍不见好转，表明出血仍在继续应及时手术。

（二）手术后护理

（1）胃癌根治性或姑息性手术后，原则上参照胃大部切除术后患者的护理。

（2）患者体质虚弱，营养状况差，注意手术后营养支持的护理。

（3）手术后化疗的患者，应注意观察抗癌药的副作用，如恶心、呕吐、腹泻、脱发、口腔溃疡等不良反应，应给予及时处理。

（三）心理护理

对胃癌的患者，在护理工作中要注意发现患者的情绪变化，护士要根据患者的需要程度和接受能力提供信息；要尽可能采用非技术性语言，使患者能听得懂，帮助分析治疗中的有利条件，使患者能看到希望，消除顾虑和消极心理，增强对治疗的信心，积极配合治疗和护理。

（四）健康教育

（1）向患者及家属讲解胃癌相关的防治知识，以增强患者和家属治疗疾病的信心。

（2）对手术治疗的患者，讲解合理的饮食调理计划及注意事项，讲解手术后并发症的表现及预防。

（3）对化疗的患者，解释化疗的必要性、药物的副作用及预防，以及治疗期的注意事项。

（4）嘱患者出院后定期检查，并接受医护人员的康复指导，注意休息和适当的体育活动。

五、护理评价

（1）患者焦虑、恐惧感是否降低。

（2）患者的体质和营养状况是否得到改善。

（3）患者是否掌握了手术治疗前后的相关知识。

（4）患者有无发生并发症或并发症能否能得到及时发现和正确处理。

第十章 血液透析护理

第一节 血液透析常规护理

一、血液透析前的护理

（一）透析机的准备
开启血液透析机，检测血液透析机各部件工作状况，进入透析准备，连接透析浓缩 A、B 液。

（二）患者的评估
1. 患者病情的评估

了解患者一般情况，如神志、生命体征、透析时间、透析次数；询问并检查患者有无皮肤黏膜及胃肠道出血、便血，女患者要询问是否月经期；观察患者有无水肿及体重增长情况；患者原发病及有无其他并发症，如肿瘤、高钾血症、酸中毒等。

2. 患者血管通路的评估

检查患者是自体动静脉内瘘，还是移植血管，或是深静脉留置导管，或是未建立血管通路；检测内瘘通畅情况，穿刺肢或置管处皮肤有无红肿、溃烂、感染；如通路闭塞应通知医师进行通路修复处理；深静脉置管者检查缝线有无脱落，固定是否妥善，置管口有无出血、红肿或分泌物；未建立血管通路者评估外周血管条件。

3. 超滤量的评估

指导患者正确测量体重，掌握以患者体重变化为依据正确计算超滤量的方法。患者每次测量体重时须使用同一体重秤，并穿同样重量衣物，如患者衣物有增减应先将衣物称重后再与透析前、透析后体重相加减，计算当日超滤量。

4. 干体重的评估

干体重是患者目标体重或称理想体重，是指患者体内既无水钠潴留，也没有脱水时的体重，是在患者透析治疗结束时希望达到的体重。无尿肾功能衰竭患者均存在体液潴留，透析治疗要使患者达到干体重，往往需要经过几次透析后才能确定。干体重是动态变化的，与患者的精神状态、食欲改善、食量增加等因素也密切相关，故应注意根据患者具体情况给予修正。

（三）护理准备
1. 物品准备

准备透析用相关物品，所有无菌物品必须在有效期内。透析器的选择应根据患者的透析方案确定。

2. 透析器及管路的冲洗准备

正确安装透析器及管路并检查连接是否紧密、牢固。按血液净化标准操作规程进行预冲。复用透析器冲洗前做好有效消毒浓度及冲洗后残留消毒液浓度检测方可使用。

3. 透析参数设定

根据医嘱正确设定患者的透析参数，如超滤量、抗凝血药、透析方式、透析时间、透析液温度；是否需要选择透析治疗方式，如钠浓度、序贯透析、超滤程序等。

4. 上机连接的护理

（1）按血液透析上机操作流程连接血管通路与透析管路，开启血泵 80 ~ 100 mL/min。

（2）连接好静脉回路后渐增血流量至该患者透析治疗医嘱规定的血流量 200 ~ 300 mL/min。

（3）查对已设定透析参数是否正确。

（4）核查整个血液体外循环通路各连接处有无松动、扭曲，透析管路上各侧支上的夹子是否处于正常开、闭状态，静脉压力监测是否开启，机器是否进入正常透析治疗状态。

（5）妥善固定好透析管路，保持通畅。

二、血液透析中的护理

（一）严密观察巡视

（1）每 30 ~ 60 min 巡视 1 次，根据病情每小时测量血压、脉搏并记录。

（2）观察患者穿刺部位或置管口有无出血、血肿。

（3）观察透析器、透析血管通路内血液的颜色变化，有无凝血。

（4）观察机器运转、超滤状况；观察跨膜压、静脉压变化，如有异常情况及早发现及早处理。

（二）观察血压变化，发现问题及时处理

（1）血液透析患者治疗中低血压的发生，在透析治疗之初往往与心功能差或以往并发心脏疾病有关；经过透析治疗 2 h 后患者血压降低往往与超滤量多、电解质改变有关。患者在治疗中发生低血压后，应正确分析原因酌情及时处理。

（2）透析中高血压的处理一般发生在治疗 2 h 后，即经过治疗清除体内潴留水分后，血压仍无下降趋势时应遵医嘱给予降压药物。对于水、钠大量潴留的患者，降压药不宜给予过早，避免因血压降至正常后，患者不能耐受大量除水，给必要的超滤治疗造成困难。

（三）随时观察患者心率、呼吸、神志及病情的变化

（1）观察患者心率与呼吸、神志的变化，每小时记录 1 次。心率的异常在每个透析时段均有发生，应注重它的突然变化或透析 2 h 以后的改变及心电图改变。原有合并心脏疾病的心率异常，多发生在透析治疗开始；心功能代偿引起的心动过速，多在治疗第 2 ~ 5 h 发生。

（2）呼吸与神志在透析治疗中一般无明显改变，只在危重患者治疗时或患者病情发生危重变化时（如脑出血、低血容量性休克等）才可见到。

（3）在血液透析治疗中，护士应严密观察患者的病情变化、变态反应和并发症的发生。最常见的并发症，按发生的频率排列为低血压、恶心、呕吐、肌肉痉挛、头痛、胸痛、发热和寒战。

（4）在治疗开始及结束前测量体温。

三、血液透析结束时的护理

（一）回血护理

（1）血液透析结束时测量患者血压心率，观察并询问患者有无头晕、心慌等不适。

（2）回血时护士必须精力集中，严格按照操作规程进行回血，防止误操作造成出血和空气进入的不良事件。

（3）如患者在透析中有出血，如牙龈出血，在回血时按医嘱用鱼精蛋白中和肝素。

（4）如回血前伴有低血压症状，通知医师，回血后应再测量，并观察患者的病情，注意排除其他原因导致的血压下降，嘱患者血压正常后才能起床离开。如生活不能自理、老年人、儿童患者离开时，护士应给予协助。

（5）记录并总结治疗状况。

（二）回血后患者止血处理

（1）内瘘患者穿刺点用无菌敷料覆盖。

（2）拔针时用 1.5 cm × 2.0 cm 大小的纱布卷压迫穿刺部位。

（3）弹性绷带加压包扎止血，按压的力量以既能止血又能保持穿刺点上下两端有搏动或震颤。

（4）15 ~ 20 min 缓慢放松，防止压迫时间过长内瘘阻塞。

（5）止血贴继续覆盖在穿刺针眼处 12 h 后再取下。

（6）同时指导患者注意观察有无出血发生，若有出血发生，应立即用手指按压止血，同时寻求帮助。

（7）指导患者穿刺处当天保持干燥，勿浸湿，预防感染。

（三）透析机的消毒保养

透析结束后每班护士根据要求对机器进行消毒、机器外表面清洁维护、更换床单，避免交叉感染。

第二节 血管通路的建立及护理

血管通路是透析患者的生命线，通路失败是导致死亡的重要因素，保持通路的畅通需要护理人员的精湛技术和责任心。

一、临时血管通路技术及护理

（一）直接动脉穿刺技术护理

1. 穿刺时护理要点

（1）穿刺前动脉的选择：直接动脉穿刺常规选择桡动脉、足背动脉、肱动脉，挑选血管的顺序应是足背动脉 - 桡动脉 - 肱动脉。其中，由于肱动脉的压力高，穿刺后易产生血肿，因此在临床中使用率较低，在选择桡动脉时应考虑对今后造瘘侧手臂的保护。

（2）穿刺针的选择：穿刺针可选择较细（14 号）有侧孔的针，以减少血管损伤。

（3）穿刺方法：穿刺前应先充分显露血管，摸清血管走向；先进针于皮下，摸到明显搏动后沿血管壁上方进入血管；见有冲击力回血和搏动后固定针翼；穿刺时尽量做到"一针见血"。

2. 治疗时病情观察

（1）治疗开始时血流量欠佳大多是血管痉挛所致，只要穿刺到位，血流量会逐渐改善（一般在 30 min 内可缓解）。

（2）同时循环建立后护士应在床旁观察，待血流量达到透析最基本要求（每分钟 150 mL）后方可离开。

（3）透析过程中应每 15 ~ 30 min 观察穿刺点有无血肿、出血，同时观察动脉压与静脉压有无变化。

3. 结束时的压迫止血

（1）透析结束时注意压迫，防止血肿和出血，穿刺点应该先指压 5 ~ 10 min，然后再用弹力绷带包扎 30 min 左右。

（2）行足背动脉穿刺的患者当天最好以轮椅代步，防止行走后造成穿刺部位血肿。

（3）如穿刺部位有血肿，可当日冷敷，次日开始热敷或用喜疗妥按摩，并保持清洁，防止感染。

（二）临时性静脉置管的技术及护理

临床上临时性静脉置管常选择颈内静脉（图 10-1）、股静脉和锁骨下静脉。

1. 置管前的患者准备

（1）颈内静脉置管前在患者身体状况许可的条件下，预先洗头，清洁皮肤；患者取仰卧位，头部略转向左侧（一般选右侧颈内静脉），肩下可放置一块软垫，使头后仰。

（2）股静脉置管前需清洁局部皮肤、备皮；患者取仰卧位，膝关节弯曲，大腿外旋、外展，穿刺侧臀部垫高，充分显露股三角。

（3）锁骨下静脉置管在身体状况许可条件下可预先洗头，患者平卧于30°～40°倾斜的台面，肩胛间垫高，头偏向对侧，穿刺侧上肢外展45°后伸30°，以向后牵拉锁骨。

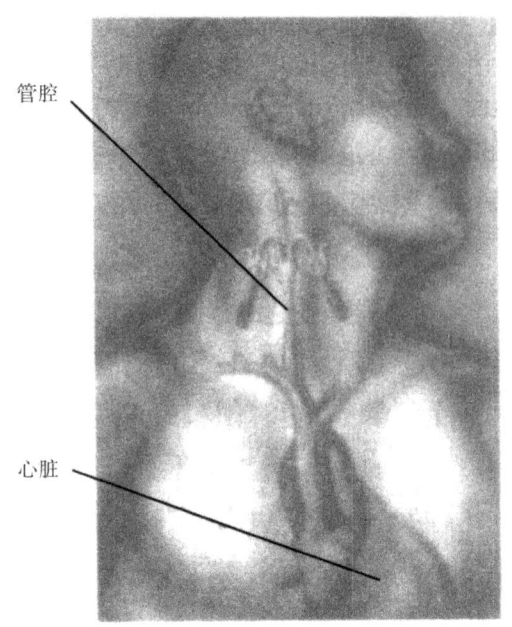

图 10-1 颈内静脉留置导管

2. 置管后的护理要点

（1）颈内静脉、锁骨下静脉穿刺处换药每两天1次，股静脉换药每日1次；方法：从穿刺处由内向外消毒，直径＞10 cm，并清除局部的血垢及胶布痕迹，覆盖透气性较好的敷料，沿导管走向将导管固定好，同时在敷料外标注换药时间和换药者的姓名。局部保持干净，避免淋浴。

（2）股静脉穿刺患者，尽量呈平卧位或半卧位，下肢与上肢的角度＜90°，以防影响导管流量。保持会阴部清洁，如有污染，及时更换。

（3）透析结束先用生理盐水充分冲洗管腔直至无血迹残留，并根据导管上所标识的容量配制肝素液封管，封管用肝素液浓度常规为2 mg/mL，遇特殊情况应严格遵医嘱进行调整。肝素液需现配现用，封管用的肝素帽必须一次性使用。

（4）留置导管期间要养成良好的个人卫生习惯，保持穿刺伤口周围皮肤的清洁、干燥，防止周围皮肤的感染。如局部出现红、肿、热、痛等现象，应立即就诊，以免感染扩散。

（5）严禁在置管处进行透析治疗外的任何操作。

3. 临时性留置导管的并发症预防与护理

（1）感染：感染一般分为导管出口部感染、隧道感染和血液扩散性感染。导管局部感染时，即穿刺处皮肤出现红、肿、热、痛并有脓性分泌物，应每日更换敷料，同时口服抗生素。隧道感染时，临床上必须使用有效抗生素2周，严重者要拔管。如出现畏寒、发热等全身症状时，尤其为透析前体温正常，透析中或透析后高热，规律发作，应首先考虑血液扩散性感染，同时应予以拔管并将留置导管前端剪下做细菌培养，合理应用抗生素。换药过程若导管不完全滑脱应拔出而不应推入。

（2）血栓：留置导管使用时间长，患者高凝状态、肝素用量不足或管路扭曲等原因可导致留置导管内血栓形成。如在抽吸过程中出现血流不畅，切忌强行向导管内推注液体，以免血凝块脱落引起栓塞。如有血栓形成，可采用尿激酶溶栓法，用尿激酶50 000～150 000 IU加生理盐水3～5 mL注入留置导管，保留30 min，之后抽出被溶解的纤维蛋白或血凝块。若一次无效，可反复进行；若反复溶栓无效，则给予拔管。

（3）空气栓塞：每次透析结束或换药后，夹紧动静脉导管端上的夹子，拧紧肝素帽。

（4）出血：由于血液透析过程中应用抗凝血药，且血液透析患者血小板大多低于正常，透析后留置导管处易反复渗血。一旦发生，应轻轻压迫局部，或用冰袋冷敷指压 20～30 min，必要时拔管止血，并叮嘱患者穿刺部位不能剧烈运动，静卧休息。

（5）流量不佳：若双腔流量导管一端通畅而另一端闭塞，可将通畅的一端作为出路，周围静脉作为回路。因体位造成双腔留置导管通而不畅时，不应将动脉静脉进行交换，这容易引起再循环。

二、半永久性血管通路的建立及护理

一些需长期透析的患者因曾实施多次动静脉内瘘术或人造血管移植术，无法再用动、静脉内瘘作为血管通路，因此，半永久性带涤纶套的双腔留置导管应运而生。

（一）置管前的患者准备

患者取仰卧位，颈部取正中位，以右胸锁乳突肌内缘环状软骨水平、颈内动脉搏动最显著处右侧旁开 0.8 cm 处做穿刺。

（二）置管后的护理要点

（1）治疗前检查导管是否固定牢靠，局部有无渗血；透析操作时避免导管扭曲、用力牵拉。

（2）严格无菌操作，避免增加感染概率：注意导管口尽量不开放，避免与空气长时间接触；透析操作前后严格安尔碘消毒双腔管口及导管出口，在装卸接头时要特别注意无菌操作；透析过程中接头处用无菌敷料保护，肝素帽一次性使用。

（3）透析前抽尽导管内的封管液及可能形成的血凝块；透析结束时消毒导管口，注入生理盐水约 20 mL 冲洗导管置无血迹残留，遵医嘱根据管腔容量注入进行肝素钠溶液封管。

（4）留置导管者应每日测量体温，怀疑导管感染时应及时处理。

（5）患者在活动和睡眠时避免压迫导管以防血栓形成和血管壁损伤；穿脱衣服时要特别注意保护留置导管，以免把导管拉出引起出血。

（三）并发症的预防与护理

1. 感染

导管感染可分为出口部位感染、隧道感染和血液扩散性感染。多数情况下，局部感染经局部定时消毒、更换敷料或口服抗生素后即可控制，而不需拔出导管；隧道感染时临床上必须使用有效的抗生素 2 周，严重者要拔管；血液扩散性感染时应拔管，并将留置导管前端剪下做细菌培养。

2. 导管功能失效

术后即刻或者早期导管功能丧失，主要因为技术操作问题，常常是因为导管扭转、贴壁造成；导管晚期功能丧失通常与血栓形成有关，临床上可采用尿激酶进行溶栓治疗，方法同临时性留置导管。

3. 中心静脉狭窄

这种并发症较少见，其原因为反复置管、置管时间长、置管过程中有导管相应感染，可并发中心静脉狭窄。回流受阻的临床表现为头面部肿胀或同侧肢体肿胀，拔管后，肿胀可逐渐消退。

三、永久性血管通路的建立及护理

一个理想的血管通路应当能够为血液透析提供足够的血流量，而且应当使用时间长、并发症少。相对而言，动静脉内瘘是一种安全且长久使用的永久性通路，主要适用于长期维持性血液透析的患者。

（一）动静脉内瘘护理

1. 内瘘穿刺方法

（1）穿刺前的瘘管评估：护士在每一次的瘘管穿刺前，应对患者的瘘管做一次检查，如观察穿刺部位有无破损、感染、红斑、皮疹、狭窄和动脉瘤，触摸吻合口有否震颤，发现问题及早诊断和治疗。

（2）选择正确的穿刺点（图10-2）：动脉穿刺点应距离内瘘吻合口 5～6 cm，针尖向吻合口方向；静脉穿刺点应选择向心方向，动脉和静脉穿刺点之间应相距 8～10 cm。为减少再循环的发生，静脉穿刺点在条件允许的情况下可避免与动脉穿刺在同一路血管。

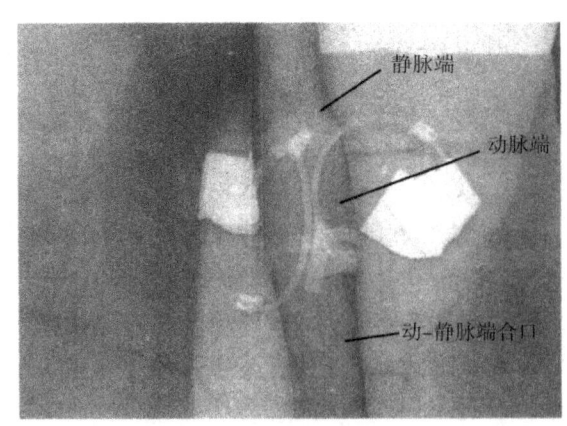

图10-2 动静脉内瘘穿刺方法

（3）注意保护血管：穿刺方法首选绳梯法，在血管条件较差的情况下也可选择纽扣法，切忌定点穿刺。

（4）内瘘止血正确：透析结束后应压迫穿刺点5~10 min。正确方法：以示指及中指按压穿刺点的上缘和下缘，按压力度以不渗血及能扪及震颤为宜。

（5）内瘘穿刺失败的处理：新建内瘘穿刺失败出现血肿应即刻起针，压迫止血，并可应用冰袋做局部冷敷，加快止血，待血肿消退后再行穿刺；常规内瘘穿刺失败出现血肿，如血肿未继续扩大，可在原穿刺点下方再重新穿刺。

2. 术前护理

（1）向患者说明手术的目的、重要性，取得患者的合作，测出、凝血时间。

（2）保护好造瘘侧手臂，切忌在造瘘侧行动、静脉穿刺，以利于手术顺利进行。

（3）平时注意保护造瘘侧手臂皮肤的清洁，切勿抓伤、碰伤皮肤，防止术后感染。

3. 术后护理

（1）24 h后密切观察以下各项指标：观察患者的血压、脉搏、呼吸，询问患者的自觉症状，如手指有无麻木、发冷、疼痛等缺血情况；密切观察内瘘吻合口处渗血情况，渗血量过多时应及时换药，包扎敷料不宜过多、过紧，以能触摸到震颤为准；每小时至少听诊血管杂音1次，每次应详细记录听诊情况，如发现震颤减弱时立即与医生取得联系并及时处理。

（2）内瘘2周拆线后即可用手捏橡皮健身球，每日锻炼3~4次，每次10 min；也可用手、止血带或血压计袖带在吻合口上方（如上臂），轻轻加压至静脉中度扩张为止，每5~10 min松开1次，每天可重复3次，以促进血管扩张，早日成熟。

（3）内瘘成熟的早晚取决于血管自身条件及手术情况，一般应静脉呈动脉化（血管壁增厚显露清晰、怒张，突出于皮肤表面，有动脉震颤或搏动）方可进行使用，内瘘最好在血透前2~6个月做好，一般2个月成熟，在紧急情况下，2~4周也可使用。

（4）术后应尽量穿衣袖宽松内衣，避免吻合口及静脉血管受压，禁忌在内瘘侧手臂静脉输液、抽血、注射和测量血压，以免造成内瘘闭塞。

（5）教患者学会判断内瘘是否通畅方法，即将非手术侧手触摸术侧的静脉处，若扪及震颤或听到血管杂音，则提示通畅；否则，应立即与医生联系及时处理。

（6）瘘成熟前，如患者病情危重（如发生高钾血症、急性左侧心力衰竭、严重的酸中毒等）而需紧急血液透析时，不宜过早使用内瘘，以免引起血肿，影响内瘘以后的使用寿命，可采用暂时性血管通道透析过渡。

4. 常见并发症的预防和护理

（1）血栓。

①表现：瘘管处无杂音及震颤，静脉流出道塌陷或瘘管通路触及血栓，可出现栓塞处疼痛。

②防治：避免过早使用内瘘；穿刺操作规范化；内瘘手臂避免负荷过重；防止低血压的发生；对高

凝血患者，应适当给予抗凝血治疗；一旦发现血栓或明显狭窄形成，应尽快与医生联系，及时再通和修复。

（2）缺血或水肿。

①表现：肢端发凉或麻痹、耽误感觉或运动功能的丧失、窃血综合征、术侧手部水肿。

②防治：抬高术肢；改变吻合方式，改侧－侧吻合为端－侧吻合，或选择性地结扎吻合静脉侧支。

（3）出血。

①表现：常见吻合口及穿刺点周围渗血或皮下血肿，严重者会影响肢体血液循环。

②防治：手术操作正规，结扎止血有效；尽量等内瘘成熟后使用；穿刺技术娴熟，避免穿刺失败，并采用正确的止血方法；根据病情，调节肝素用量；防治感染。

（4）假性动脉瘤。

①表现：瘘管静脉过度扩张，明显隆起于皮肤呈蚯蚓状或形成瘤状，其原因多为穿刺时血液外渗及穿刺针拔出后止血不充分。瘤体进一步扩大，有破溃出血的危险。穿刺时应避免动脉瘤的部位。

②防治：待内瘘成熟后使用，特别是老年人；禁止采用定点穿刺法；用弹性绷带适当包扎，防止继续扩张；必要时手术。

（5）感染。

①表现：较少见，表现为局部红、肿、热、痛、全身发热、寒战、血培养阳性，重者败血症。

②防治：保持局部皮肤清洁、干燥；严格执行无菌操作，防止医源性感染；穿刺技术力争一次成功；合理使用抗生素。

（二）人造血管的穿插方法与护理

临床上人造血管适用于自身血管条件差（如静脉纤细、短缺、闭塞等）或经多次直接动静脉内瘘吻合术后自身血管无法再利用的患者。目前，越来越多的患者选用人造血管，其具有生物相容性好、长期通畅率高、血流量大、口径和长度可任选、能反复穿刺及使用时间长等优点，缺点是价格贵、手术难度高及术后易发生血清性水肿。常用的配对动、静脉有前臂桡动脉与头静脉、贵要静脉或正中静脉（直桥式J形，见图10-3）；桡动脉根部与贵要静脉或正中静脉（襻式U形，见图10-4）；肱动脉与头静脉、贵要静脉、正中静脉或肱静脉（襻式），其中临床上大多使用襻式。

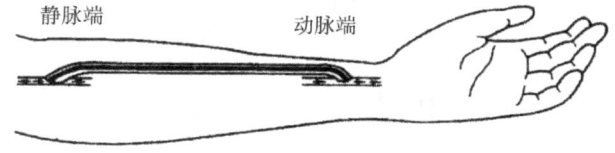 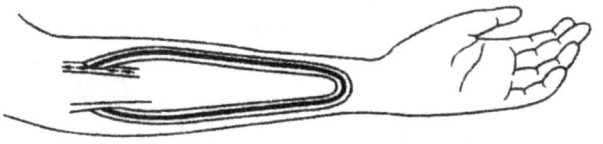

图10-3 直桥式（J形）人造血管　　　　　　　**图10-4 襻式（U形）人造血管**

1. 穿刺前准备

（1）选择合适的穿刺针，一般选用16号或17号内瘘穿刺针。

（2）嘱患者用肥皂水把人造血管侧手臂清洗干净。

（3）穿刺前工作人员需做好各项准备工作，洗手，戴帽子、口罩，对患者血管进行评估，人工血管不同于自身血管，其损伤后修复慢，故对穿刺技术要求较高。

（4）判断血流方向：襻式人造血管在穿刺前先听诊，杂音响的一侧为动脉，弱的一侧为静脉；穿刺后压力较大的一侧为动脉，较小的一侧为静脉；压迫人造血管的中点，判别受压点两侧血管内脉搏、震颤，较强的为动脉，较弱的为静脉。

2. 穿刺方法

（1）动脉穿刺的方向可以顺血流方向亦可逆向穿刺，静脉穿刺则始终按向心方向，穿刺角度呈40°～45°为宜。

（2）切忌定点穿刺。两个穿刺点的平行距离应在0.5～1.0 cm，应距吻合口3 cm以上。

3. 并发症的预防与护理

（1）人造血管的并发症与内瘘基本相同，常见的以血栓形成居多，早期血栓形成与外科手术操作技术有关，晚期主要与血管内膜增生性狭窄有关。

（2）人造血管对穿刺技术要求较高，如果条件允许，最好专人穿刺以提高血管的使用寿命。

（3）回血时让患者自己指压，压迫力度以不出血为宜，压迫时间 15～20 min，减少对血管损伤。

第三节 血液透析抗凝血技术及护理

抗凝血是血液透析顺利进行的必要保证，故在进行血液透析前应对患者的凝血功能、有无出血倾向等做出全面评估，然后选择合适的抗凝血方法，但是，不同的抗凝血方法有不同的不良反应（表10-1），应注意及时防治。

表 10-1 不同抗凝血方法的选择

抗凝方法	指征	优点	缺点	首剂肝素量（IU/kg）	血液透析时抗凝血指标		
					WBPTT	ACT	LWCT（min）
全身肝素化	无出血倾向	有效预防体外循环凝血，护理工作轻	诱发出血	2 500	1.8	1.8	20～30
小剂量肝素	轻至中等度出血倾向患者	最小的肝素量	护理工作重，体外循环凝血增加	1 000	1.4	1.4	9～16
局部肝素化	出血倾向大的患者活动性出血者	维持患者正常凝血时间	需要专业护理，操作复杂，抗凝反跳	0	1.0	1.0	9～16
局部枸橼酸盐	出血倾向大的患者活动性出血者	不需要全身抗凝	需要补钙，密切监测钙、钠和血气	0	1.0	1.0	9～16
低分子量肝素	轻至中等出血倾向	全身抗凝轻	价格较贵，检测方法较难	60～100			
无抗凝血药	出血倾向大的患者活动性出血者	不给肝素	体外循环凝血增加，护理工作量大	0	1.0	1.0	9～16

一、常规肝素抗凝血技术及护理

（一）使用方法

1. 生理盐水预冲透析器和血路管

透析开始前先使用生理盐水，按规范流程预冲 800~1 000 mL。

2. 持续给药法

（1）体内首剂肝素：血透开始前 5～15 min，肝素 50 IU/kg 从内瘘静脉端一次推注。

（2）追加肝素：肝素按每小时 500～1 000 IU 从动脉管路上的肝素管内由肝素泵持续输入。

（3）血透结束前 30～60 min 停止使用肝素。

目前血液净化装置均采用此法。

3. 间歇给药法

（1）体内首剂肝素：于血透开始前 5～15 min，从内瘘静脉端一次推注肝素 4 000 IU。

（2）维持用药：随访 ACT，当 ACT 延长至正常的 150% 时（约于首次应用肝素 1～2 h 后），给予肝素 1 000～2 000 IU，从内瘘动脉端推注。以后每 30 min 复查 ACT。一般一次血透追加使用肝素 2～3 次。

由于肝素持续输注时凝血时间可维持在某一稳定的水平，但间歇性给药时凝血时间波动较大，刚给药后凝血时间延长较多，易引起出血并发症。

（二）护理要点

（1）使用肝素前需详细询问患者是否有出血倾向或出血现象，认真了解患者病史及前一次的血液透析记录单；若患者最近有出血现象、手术或外伤史等，应立即通知医生并更改肝素用量。

（2）血液透析过程中，严密观察患者的生命体征，有新的出血倾向，应停用肝素，用鱼精蛋白中和肝素（两者用量比例为1∶1），可改为无肝素透析。

（3）严密观察透析器、管路及血液的颜色变化，如血液色泽发黑、透析器中出现"黑线"、透析管路动静脉壶出现血凝块或泡沫，均可提示肝素用量不足。

（4）仔细观察透析机上的压力显示，透析器两端的压力变化可提示血凝块堵塞部位，如突然出现压力下降并排除其他血流不足等因素，则提示管路和透析器严重凝血，应立即给予回血，更换透析器和管路。

（5）透析过程中，保证血流量每分钟200~250 mL，一旦出现血流量不足，应及时处理，防止管路凝集。

（6）透析过程中，观察肝素泵是否正常推入，透析结束前30~60 min应停止肝素追加。

二、小剂量肝素和无肝素抗凝血技术及护理

（一）小剂量肝素抗凝技术

此术式适用于低、中危出血倾向者。

1. 使用方法

（1）肝素生理盐水浸泡透析器和血路管同常规肝素抗凝法。

（2）维持用药尽可能采用持续肝素输注法，方法如下：①先测定基础WBPTT或ACT，首次剂量7 500 IU；②3 min后重复WBPTT或ACT，如未延长至基础值的140%，则追加相应剂量肝素；③透析开始，肝素追加剂量为600 IU/h，每30 min检测WBPTT或ACT，调整肝素输注速度，以维持WBPTT或ACT在基础值的140%；④透析结束前不需要停药。

（3）如因条件限制，只能间歇给药时，则肝素首次剂量约为1 000 IU，维持剂量为每小时500 IU。

2. 护理

（1）透析过程中，除仔细观察血流速、透析器、管路及机器压力变化，还需用生理盐水不定时冲洗管路和透析器，既可稀释血液，又可观察凝血情况，但需根据补充的生理盐水调整脱水量。

（2）一次透析时间不宜太长，一般4 h左右。

（二）无肝素透析

此术式适用于活动性出血、高危出血倾向者及应用肝素有禁忌证者（肝素过敏、肝素引起血小板减少等）。

1. 方法

（1）选择相容性较好的合成膜透析器。

（2）透析开始按常规引血，应舍弃肝素生理盐水预冲液。

2. 护理

（1）在患者可耐受情况下，尽可能设置高血流量，至少每分钟250~300 mL及以上，以防止血液凝固。

（2）一般每15~30 min用生理盐水100~200 mL冲洗透析器及管路，防止小血液凝块及纤维素堵塞中空纤维及黏附在透析膜表面，需调整脱水量维持血容量平衡。

（3）为便于观察，动静脉壶的液面在2/3处较为合理。若发现有血凝块附着于动、静脉管路的壁上，不可敲打透析器，防止血凝块堵塞透析器。

（4）透析时，不应在动脉管路上输血或脂肪乳剂，否则会增加透析器凝血机会。

三、低分子量肝素抗凝血技术及护理

低分子量肝素与普通肝素相比，具有抗凝血作用强、出血危险小、生物利用率高、半衰期长、使用

方便等优点，是安全、有效、更适宜长期使用的抗凝血药。

（1）低分子量肝素适用于中、高危出血倾向的患者。

（2）透析时间≤4 h，如Hct＜30%，则剂量为60 IU/kg；如Hct≥30%，则剂量为80 IU/kg，透析前一次静脉注射，不需追加剂量。透析时间＞5 h，则上述总剂量的2/3透析前用，1/3剂量在透析2.5 h后应用。

（3）低分子肝素并不能完全避免出血，必要时可应用鱼精蛋白中和，但效果不如对普通肝素。

四、局部枸橼酸钠抗凝血技术及护理

局部枸橼酸钠抗凝血仅有体外抗凝血作用，故可应用于活动性出血患者、因肝素引起血小板减少症、变态反应等严重不良反应者。与无肝素透析比较，不需要血流量，故存在血流动力学不稳定时也可应用。

（1）血液进入透析器时枸橼酸保持在2.5～5.0 mmol/L，即可获得满意的体外抗凝效果。

（2）应用无钙透析液时，枸橼酸钠用输液泵从动脉端输入，钙盐用输液泵从外周静脉输入；采用普通含钙透析液，则不需补钙。

（3）透析中应密切观察患者生命体征、血路及动静脉压力，观察血路和透析器是否有凝血现象，一旦发现透析器或管路颜色变深或静脉压变化异常，应立即采取防止凝血措施，并行ACT检查，以调整枸橼酸钠输注速度。

（4）透析期间患者应有心电监护，询问患者有无唇周、四肢发麻以及肌肉抽搐、痉挛等低钙症状，高危患者应监测血钙，一旦发生低血钙症状，应迅速降低或停止枸橼酸钠的输注。

第四节 血液透析治疗的观察及处理

透析治疗中的护理观察和处理大体分为两类：对透析设备方面的观察与处理，透析患者的观察与护理。在实际操作中遇到问题，又存在着两者的交叉处理。前者为透析技术，操作不当会发生溶血、凝血、漏血、空气栓塞、血行污染等，其发生率低与技术操作的人为因素有关，在这方面主要是提倡护理人员工作责任心，遵守操作规程与熟练的操作技术相结合，防患于未然；后者为透析护理，如透析治疗中患者失衡综合征、血压异常、心律异常、发热、肌肉痉挛、免疫与变态反应等的发生，与患者体质、机体对治疗耐受程度有关，其结果与护士工作经验，处理是否及时、正确、到位密切相关，两者均为透析治疗中护理工作重点和护理人员必须掌握的技能。

血液透析治疗过程中对患者的观察与血液透析治疗的原理密切相关。血液透析是利用特殊材料的半透膜制成中空纤维，血液运行在中空纤维管腔内，透析液运行在中空纤维管外，以透析膜将血液与透析液隔开，在血液与透析液逆向流动的过程中，通过透析、弥散、渗透、压力梯度等原理，清除患者体内滞留的中、小分子代谢产物及水、电解质，纠正酸中毒并补充患者体内缺乏的电解质，维持机体酸碱平衡及内环境的稳定。

应用半透膜及相关原理对患者血液进行净化的同时，在短时间内伴随者体内大量代谢产物快速被清除，会引起患者血流动力学及机体内环境的改变。因此，在透析治疗中应当注意观察透析治疗对患者的影响，观察患者生命体征、病情变化，及时处理突发事件是护士的主要责任。

血液透析中最常见的并发症为血压、心率的改变及失衡综合征的发生，对患者并发症的观察与护理措施如下。

一、对患者血压的观察及处理

在血液透析治疗中最常见的并发症是高血压与低血压。

（一）透析治疗中的低血压

1. 发生原因

透析开始血液被引入体外的血液回路内循环，使患者体内血容量减少（循环血量据透析器的大小而不同，约为 200 mL），再经过透析 4 h 的超滤和清除毒素使体内循环血量减少，血液渗透压降低。在血液透析治疗中，由于除水使患者血压有不同程度下降，真正需要进行处理的低血压发生率占 7.24%。肾衰竭患者的水钠潴留是普遍存在的，透析治疗前要求患者体重不超过干体重的 3%～5% 或透析期间每天体重增加不应超过 1 kg。治疗中超滤速度过快，超滤量 > 1 000 mL/h 以上；超滤量过多 > 干体重 5% 以上，易导致血浆容量在短时间内急速下降，当下降程度超过机体耐受性，患者则会出现心率增快、血压降低、面色苍白、冷汗淋漓、四肢厥冷、恶心、呕吐等低血容量性休克的表现，严重者出现表情淡漠、嗜睡、抽搐、昏迷等。

引起低血压的原因还有血流动力学的改变对原有心脏疾病的影响。如老年、糖尿病透析患者多合并心脏疾病，尿毒症性心肌损害如心肌炎、心包炎等，在血容量降低心肌缺血时，均会发生心率的改变，甚至出现心力衰竭引起血压的降低。在观察中可见，由于心脏原因引起的血压变化最初是随心率的改变而升高和降低的。

引起低血压的原因还有低钠透析液使患者血浆渗透压降低，机温过高使外周血管扩张，使回心血量减少及患者体内电解质及酸碱平衡的改变，低氧血症、低蛋白血症、甲状旁腺功能减退、自主神经功能紊乱、动脉硬化等多种因素。归纳起来最常见的原因是血容量降低、渗透压降低、超滤速度过快。

护理上观察极为重要，当患者血容量降低之初，表现为迷走神经兴奋如频繁打哈欠，由于心脏功能的代偿最早表现为心率增快。及早发现及时补充生理盐水，提高循环血量，及时停止超滤或减慢超滤速度，对防止病情恶化极为重要。

2. 处理措施

透析患者本身存在着水钠潴留高血压，随着透析超滤的进行，血压会逐渐下降。一般对逐渐血压降低只需注意观察，但对血压急剧下降，或血压下降伴随心率改变并有症状者，均应给予积极关注、适当处理。低血压的发生时间 70.37% 均发生在血液透析第 3 h、第 4 h，应引起特别注意。

（1）严密观察血压变化，测量血压每 0.5～1.0 h 一次，发现异常及时通知医生，必要时随时监测。

（2）发现低血压后立即停止除水。

（3）摇低床头使患者头低足高位。

（4）补充血容量，遵医嘱给予生理盐水 100～200 mL。

（5）提高血浆晶体或胶体渗透压。10% 氯化钠注射液 10 mL，静脉注射；50% 葡萄糖注射液 20 mL，静脉注射；人血白蛋白 5～10 g，静脉注射。

（6）使用升压药物。生脉注射液 20～40 mL 静脉注射或口服盐酸米多君片等。

（7）症状缓解后重新设定除水量、减慢除水速度或停止除水。

（8）安慰患者，待病情好转后针对患者进行健康教育，积极采取预防措施。

（9）对回血前、后发生的低血压应教会患者如何保护和观察内瘘是否通畅。

3. 预防措施

（1）改变治疗方法：对长期低血压患者可使用高钠透析液（氯化钠 140～145 mol/L）或采用在线 HF、HDF 等方法，对大量水潴留的患者使用程序除水、单超或序贯透析。

（2）劝告患者限制盐的摄入量，减少透析间期饮水量，防止饮水过多致使体重增长。

（3）对患者干体重进行再探讨，根据心胸比值重新确定干体重的设定值，不要过度除水；去除患者特殊因素如有腹水而实际外周水肿并不明显等情况。

（4）指导患者在透析之后视血压实测值服用降压药物。

（5）对易发生低血压的患者在透析过程中最好不要进食。

（6）确定心功能状态，有无并发心肌炎、心包积液等。

（7）纠正贫血，纠正低蛋白血症，加强饮食指导，增加蛋白质摄入量。

（8）考虑使用血容量监测。

(二)透析治疗中的高血压

1. 发生原因

在血液透析治疗中高血压的患者占80%以上，与年龄无关，大体分为容量依赖型及肾素依赖型高血压，前者与水在体内大量滞留，血容量过多有关；后者与超滤后血容量降低刺激容量感受器，使肾素-血管紧张素系统功能亢进，末梢毛细血管收缩增强有关。还与升压物质相对清除过慢，浓度相对升高有关。

容量依赖型高血压多发生在透析治疗开始，随着体内潴留水分的大量被清除，血压逐渐下降，也有降至正常。肾素依赖型高血压则随着体内潴留水分的大量被清除，血容量降低刺激容量感受器，使交感神经兴奋肾素分泌增加，及血浆中儿茶酚胺浓度异常升高，引起外周血管收缩而使血压逐渐升高。这类患者多发生在治疗 2 h 以后，患者会出现头痛、恶心、呕吐，严重者甚至在薄弱环节发生出血（如脑出血，患者还会出现意识障碍、昏迷等）。由于治疗中使用抗凝血药物，预后往往很严重。一般在收缩压达到 180 mmHg 时，应及时通报医师及时处理，防止脑血管意外等情况的发生。

2. 处理措施

（1）患者发生高血压后应及时告知医生。

（2）容量依赖型高血压的治疗方法为适当除水，将患者体重维持在干体重水平。过早地给予降压药物会造成血压降低后对大量除水的不耐受。

（3）肾素依赖型高血压的处理一般是在 HD 治疗后 2 h 给予降压药物，如硝苯地平 10 mg 口服或卡托普利 12.5 mg 口服等。

（4）在回血前血压 > 200/100 mmHg 时应慎重处理（延迟回血），应先使用降压药物，待血压下降至 180/100 mmHg 后再进行回血操作，血流量降低为 80 mL/min 进行回血治疗。对老年患者，应注意防止脑血管意外的发生。

3. 预防措施

（1）合理应用降压药物，观察患者降压药物的服用及疗效。

（2）观察总结患者干体重控制情况。

（3）指导患者低钠饮食，控制水的摄入量。

在血液透析治疗中对高血压与低血压的管理非常重要，是防止心脑血管并发症的重要方面并关系到患者的长期存活率与生活质量，应针对患者个体制订护理方案，观察患者服用降压药物的疗效，督促医生对患者降压药物进行调节。

血液透析患者的血压应维持在 140/90 mmHg 以下，但由于患者的情况不同，应根据患者不同的降压效果区别对待。如高龄及糖尿病肾病患者，并发血管病变、动脉硬化及缺血性心脏疾病等比较多，循环系统的调节功能低下，透析中易发生低血压或直立性低血压。

二、对患者心律改变的观察及处理

1. 发生原因

在透析治疗中，部分患者主诉心慌、胸闷、气短，出现恶心、呕吐、心律失常、血压不稳定等情况。检查心电图可见心房纤颤，室性/室上性期前收缩，窦性心动过速、过缓，右束支传导阻滞等多种表现。

在血液透析治疗中各种电解质及 pH 的改变，特别是钾离子、钙离子的浓度变化直接影响心肌收缩力。钙离子参与心肌兴奋-收缩偶联过程，心肌细胞膜上钙离子通透性增强时，钾离子通透性减弱，心肌兴奋增高，心肌收缩力加强心率加快，反之心率减缓。

血液透析开始时血液的引出及大量超滤后，循环血量的减少所产生的血流动力学的改变增加了心脏的负担，更加重了原有心脏疾病的心肌缺血症状，血容量的降低刺激交感神经兴奋，释放肾上腺素、去甲肾上腺素，产生儿茶酚胺的增加，刺激心肌细胞膜上的 β 受体使心肌兴奋性增强，收缩力增加，心搏加快，多种关联因素均可诱发心律异常。

透析患者由于高龄、糖尿病肾病及脂肪代谢的紊乱，使心血管并发症发病率高。在透析患者死因中，心血管疾病占第一位，应引起高度重视。在血液透析治疗中患者出现心律异常时应及时通报医师，及时按医嘱处理。

2. 处理措施

（1）观察患者心率/心律变化情况，对病情严重者协助医生做心电图，必要时进行心电监测。

（2）严格执行医嘱设定血液流量及除水量，并根据病情随时调整。

（3）遵医嘱给予患者吸氧，及时准确使用药物，如硝酸甘油、丹参制剂、毛花苷C、普萘洛尔等。

3. 预防措施

（1）充分透析清除毒素，避免由于代谢产物的积蓄造成心肌的损害。

（2）避免除水过多、过快造成的冠状动脉血流减少致使心肌缺血。

（3）尽量减少血流动力学对患者心脏的影响，如减慢血液流量 150～180 mL/min，使用小面积透析器，延长透析时间或改为腹膜透析。

（4）合理控制血压。

（5）改善贫血，应维持红细胞压积在 35~54。

（6）防止透析治疗中低氧血症的发生，使用生物相容性好的透析器与适当吸氧。

（7）加强饮食指导，防止钾过多摄入。

三、对患者失衡综合征的观察及处理

1. 发生原因

肾功能衰竭患者代谢产物及电解质在体内大量积蓄，如钾、钠、氯、尿素氮、肌酐、肌酸等在血液中浓度很高，使血浆渗透压增高。由于血液透析治疗，短时间内代谢产物急被清除，导致浓度的迅速降低，血浆渗透压也随之降低。由于血-脑屏障，脑脊液中毒素的清除速度较血液慢，形成了渗透压差，使血液中的水分进入颅内而发生脑水肿。患者出现头痛、恶心、呕吐、烦躁不安、痉挛，严重者可出现意识障碍，称为失衡综合征。

2. 护理措施与预防

（1）失衡综合征多见于尚未适应透析治疗的患者。为了避免失衡综合征的发生，对初次接受血液透析治疗的患者一般采用低效透析方法，包括减慢血流速度，应用面积小的透析器，短时间及每日连续透析的方法进行诱导。

（2）提高透析液中的钠浓度，可在治疗结束前 1 h 给予 50% 葡萄糖注射液 20～40 mL 静脉注射，提高患者血浆晶体渗透压，使患者能够适应透析治疗后再逐渐纳入常规透析。

（3）发生失衡综合征时遵医嘱给予降颅压等对症处理。

四、对患者免疫反应与变态反应的观察及处理

1. 发生原因

当血液与透析膜接触时，某些膜表面上的游离羟基激活补体，产生补体片段 C3aC5a 这些致敏毒素在迅速返回体内时引发变态反应。组胺的释放刺激皮肤瘙痒，细胞激肽的产生刺激体温升高，前列腺素使末梢血管扩张血压降低，同时对白细胞有异化作用，使白细胞沉积在肺静脉毛细血管床，不仅使肺血管内血液瘀滞，而且血小板释放的血栓素使肺血管收缩形成肺动脉高压，影响肺泡扩张造成低氧血症。

在透析液被细菌污染情况下，内毒素可透过透析膜进入血液与蛋白结合，刺激单核细胞释放白介素、肿瘤坏死因子、细胞激肽等炎症物质，引起患者瘙痒、发热、哮喘、休克等。

变态反应的发生与透析器及血液回路的生物相容性（如原材料、质量、消毒方式）及操作方法密切相关，亦与治疗中用药、输血、输蛋白等诸多因素有关，并且还与患者本身是否是过敏体质及个体耐受

性有关（如透析器首次使用综合征）。血液透析中变态反应常常发生在治疗开始和用药、输血后，发现患者出现瘙痒、皮疹，应引起注意，特别是在治疗之初患者出现胸闷、呼吸困难应立即报告医师并做好抢救准备。

2. 护理措施

（1）吸氧。

（2）抗过敏药物的应用如地塞米松 5 mg 静脉注射。

（3）对症治疗的配合。

（4）回血。

五、对患者肌肉痉挛的观察及处理

1. 发生原因

血液透析治疗中超滤过多，使血容量降低血压下降。毛细血管收缩以补充血容量，使末梢微循环灌注量不足，组织缺氧。透析中钠的清除及使用低钠、低钙透析液，使电解质发生改变。酸碱平衡失调、长期透析患者卡尼汀（肉毒碱）丢失，均可使患者在治疗中出现肌肉痉挛，一般多以下肢发生的频率高，也有发生在腹部及上肢。

2. 护理措施

（1）通常处理方法以血压变化决定，血压低以补液（如生理盐水 100～200 mL 静脉注射），提高血浆晶体渗透压（如静脉给予高渗糖、高渗盐等）为主；血压无变化时以补充钙制剂（如静脉给予 10% 葡萄糖酸钙）为主。

（2）长期透析患者应补充卡尼汀（如静脉给予雷卡）。

（3）给予局部热敷或按摩。

3. 预防措施

（1）确认干体重的设定值是否正确，透析超滤量是否适当。

（2）透析液中的钠浓度与钙浓度设置是否合理。

（3）透析患者均存在不同程度的钙磷代谢异常，日常观察患者纠正钙、磷代谢异常的疗效，及时与医师通报非常必要。

六、对患者体温异常的观察及处理

1. 发生原因

通常在透析治疗时患者体温无明显变化。但是血液透析患者本身存在中性粒细胞功能低下，淋巴细胞不仅功能低且数量少，使得透析患者细胞免疫与体液免疫均功能低下；常有患者自身存在感染，在透析治疗中发生体温升高的情况，多表现为寒战、高热。

体温升高还与透析相关因素有关：①直接因素，如透析器与血液回路在连接操作中被污染；②间接因素，如透析液有污染使内毒素过膜等引起血行的污染，在治疗中输血或血浆制剂等。另外，透析治疗中患者体温降低，往往由超滤量过多、循环末梢血管收缩及机温过低引起。

2. 护理措施

（1）严格执行无菌操作原则，阻断感染途径，特别是连接透析器及回路、皮肤消毒等各个环节。

（2）严格执行操作规范，如机器消毒和酸洗，防止污染与交叉感染。

（3）患者自身并发感染者要遵医嘱应用抗生素。

（4）物理降温或药物降温等对症处理。

（5）对于体温降低在处理上可适当提高机器温度，纠正血容量不足，给予适当的热水袋及保暖处理。

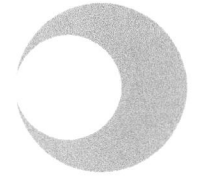

第十一章 生殖科护理

第一节 外阴部炎症的护理

一、外阴炎

（一）评估要点

1. 病因

①阴道分泌物增多或炎性分泌物刺激；②大小便污染；③穿化纤内裤；④紧身衣致局部透气性差；⑤外阴不洁。

2. 症状与体征

外阴瘙痒、疼痛、灼热，性交及排尿时加重。局部红肿、湿疹、偶见溃疡、皮肤粗糙或棕色改变。

（二）护理要点

1. 护理问题

皮肤完整性受损，舒适改变。

2. 护理措施

（1）保持外阴清洁干燥，每日清洗外阴并更换内裤，尤其在经期、孕期、产褥期。

（2）局部可用 1：5 000 高锰酸钾坐浴，如有破溃可涂抗生素软膏。

（3）对妇女进行如何保持外阴清洁干燥的健康教育。

（4）嘱患者不要搔抓皮肤，避免破溃或合并细菌感染。

二、前庭大腺炎

（一）评估要点

1. 病因

由于其解剖部位的特点，在月经期、分娩期或性交时容易被污染。

2. 症状体征

①急性期可见大阴唇下 1/3 处疼痛、肿胀，严重时走路受限；②检查局部可见皮肤红肿、发热、压痛明显，当脓肿形成时有波动感。

（二）护理要点

1. 护理问题

疼痛，皮肤完整性受损。

2. 护理措施

（1）急性期卧床休息，注意外阴清洁卫生，月经期、产褥期禁止性交，脓肿形成可行切开引流术。

（2）切口引流术和造口术后要引流，每日换药1次及每日2次擦洗会阴，伤口愈合后每日2次坐浴。

第二节　阴道炎症的护理

一、滴虫性阴道炎

（一）评估要点

1. 病因

由阴道毛滴虫引起，pH 5.5~6的环境最适宜其生长繁殖。

2. 症状与体征

其典型症状是阴道分泌物增加伴瘙痒，分泌物呈稀薄泡沫状，检查时可见阴道黏膜充血，严重时有散在的出血点。

3. 实验室检查

悬滴法可见滴虫活动，阳性率可达80%~90%；症状典型者而悬滴法未见滴虫者可用培养法，其准确率可达98%。

（二）护理要点

1. 护理问题

黏膜完整性受损，知识缺乏。

2. 护理措施

（1）保持会阴清洁干燥，避免搔抓，每日更换内裤及擦洗会阴。

（2）每日可用1∶5 000高锰酸钾坐浴2次，也可遵医嘱用消炎药治疗。

（3）指导病人服药方法，做好卫生宣传，积极开展普查普治，防止交叉感染。

（4）月经干净后复查，连续3个月阴性为治愈标准。

二、念珠菌阴道炎

（一）评估要点

1. 病因

多由白色念珠菌引起，多见于孕妇、糖尿病、大量雌激素治疗及长期应用抗生素者。

2. 症状与体征

外阴、阴道奇痒，坐卧不宁，可有尿频、尿痛、性交痛，阴道分泌物为干酪样或豆渣样白带。检查可见小阴唇内侧、阴道黏膜红肿，并附着白色块状薄膜，容易剥离，下面为糜烂及溃疡。

3. 实验室检查

悬滴法可见白色念珠菌芽孢和菌丝，临床有症状者而悬滴法阴性者可采用培养法。

（二）护理要点

1. 护理问题

黏膜完整性受损。

2. 护理措施

（1）积极治疗糖尿病，长期应用广谱抗生素、雌激素者应停药。

（2）保持外阴清洁干燥，养成良好的卫生习惯，切忌搔抓。

（3）遵医嘱用药，用2%~4%碳酸氢钠阴道灌洗或坐浴，每日1次，10次为1个疗程。

三、老年性阴道炎

（一）评估要点

1. 病因

多由于雌激素水平降低、阴道上皮萎缩、黏膜变薄而使致病菌易于侵入。

2. 症状与体征

白带增多，多为黄水状，严重感染时可呈脓性，有臭味，可伴外阴瘙痒、灼热，尿频、尿痛、尿失禁症状。检查可见阴道皱襞消失，上皮菲薄，黏膜出血，严重时可形成溃疡，引起阴道粘连，导致阴道闭锁。

（二）护理要点

1. 护理问题

舒适改变，与阴道瘙痒、白带增多有关，缺乏老年性阴道炎的知识。

2. 护理措施

（1）保持外阴清洁，勤换内裤，减少刺激。

（2）每日用 0.5% 醋酸或 1% 乳酸阴道灌洗 1 次，灌洗后可局部上药如乙菧酚。

（3）对更年期，老年妇女进行健康教育，使其掌握预防措施和技巧。

（4）指导病人或家属用药方法。

第三节 慢性子宫颈炎的护理

一、评估要点

1. 病因

多见分娩、流产或手术损伤宫颈后，病原菌侵入而引起感染。

2. 症状与体征

主要为白带增多，多为脓性白带，也可有血性白带，检查可见宫颈有不同程度的糜烂、囊肿、肥大或息肉；病人可有腰骶部疼痛，下坠感。

3. 病理检查

做宫颈刮片细胞学检查，排除宫颈癌。

二、护理要点

1. 护理问题

皮肤完整性受损，焦虑。

2. 护理措施

（1）分娩及手术时发现宫颈裂伤应及时缝合。

（2）嘱患者保持外阴清洁，有条件者做阴道灌洗，并注意个人卫生。

（3）物理治疗后 2 个月内禁止性生活和盆浴。

（4）为明确诊断可先做宫颈刮片细胞学检查，排除宫颈癌，解除病人思想负担。

（5）向病人传授防病知识，定期妇科检查。

第四节 盆腔炎的护理

女性内生殖器及其周围结缔组织、盆腔腹膜发生炎症时称为盆腔炎，按其发病过程及临床表现分为急性盆腔炎和慢性盆腔炎。

一、急性盆腔炎

（一）评估要点

1. 病因

①经期卫生不良；②流产后、产后感染；③宫腔内手术操作后感染；④阑尾炎、腹膜炎等邻近器官的炎症。

2. 症状与体征

起病时病人呈急性面容，下腹疼痛，发热，重者体温可达 38～40℃，可出现腹膜炎及膀胱刺激症状。妇科检查可见阴道黏膜充血、脓性分泌物自宫颈口外流、宫颈举痛、宫体略大、压痛及活动受限，可触及后穹隆或侧穹隆肿块，且有波动感。

3. 实验室检查

阴道后穹隆穿刺可抽出脓液，宫颈管分泌物培养阳性。

（二）护理要点

1. 护理问题

体温过高，疼痛。

2. 护理措施

（1）体温过高应给予物理降温，每 4 h 测 T、P、R，观察病情变化。

（2）遵医嘱准确给予抗生素抗感染治疗。

（3）卧床休息，取半卧位，利于炎症吸收或局限。

（4）给予心理支持，解除病人困惑恐惧。

二、慢性盆腔炎

慢性盆腔炎病程长，症状可在月经期加重，机体抵抗力下降时反复发作。

（一）评估要点

1. 病因

常见急性盆腔炎治疗不彻底、不及时，加之病人体质较弱，而使病程迁延而致。

2. 症状体征

全身症状多不明显，有时可有低热、全身不适、易疲劳，下腹痛、腰痛、肛门坠胀，月经期或性交后症状加重，常不孕。妇科检查时子宫常后位，活动受限，粘连固定，输卵管炎可在子宫一侧或两侧触到增厚的输卵管，呈条索状，输卵管、卵巢积水或囊肿可摸到囊性肿物。

（二）护理要点

1. 护理问题

疼痛，睡眠紊乱，焦虑。

2. 护理措施

（1）嘱患者注意休息、防止受凉，必要时可遵医嘱给予镇静止痛药缓解。

（2）注意经期卫生，节制性生活，以防反复感染、加重病情。

（3）嘱病人在睡眠前热水泡脚，保持室内安静，必要时服用安眠药物。

（4）向病人讲授疾病的发生、发展与治疗措施，增强病人的参与意识，解除其思想负担。

（5）指导病人安排好日常生活，积极参加体育锻炼，增强体质和免疫力。

（6）倾听病人诉说，耐心解释其疑虑，需要手术者做好术前准备和心理护理。

（三）健康教育

（1）养成良好的卫生习惯，每日清洗外阴、换内裤，避免搔抓。

（2）经治疗后要定期复查，并注意治疗期间禁止性生活和盆浴，直至痊愈。

（3）阴道有异常分泌物时应及时就诊，做好消毒隔离措施，防止交叉感染。

（4）做好心理护理，解除病人的心理负担。

第五节　性传播疾病的护理

性传播疾病是指病毒、原虫、衣原体、真菌、寄生虫等通过性行为进行传播而引起的疾病。目前常见的性传播疾病为尖锐湿疣和淋病。

一、尖锐湿疣

（一）评估要点

1. 病因

尖锐湿疣是由人乳头状瘤病毒引起，60% 由性接触传播。

2. 症状与体征

症状多不明显，可有瘙痒、烧灼痛，在外阴、大阴唇、阴道、宫颈、尿道口等部位可见微小散在的乳头状疣，质软，粉红色或污灰色；疣逐渐增多增大，互相融合形成鸡冠状，顶端可有角化和感染溃烂。

（二）护理要点

1. 护理问题

舒适改变。

2. 护理措施

（1）注意个人卫生，保持外阴清洁，避免不洁性交。

（2）提高防病意识，嘱患者坚持治疗，治疗期间避免性生活。

（3）医护人员要诚恳、热情地对待病人，消除病人的思想顾虑。

（4）做好心理护理，解除病人心理负担，鼓励病人坚持治疗直至治愈，不要半途而废。

二、淋病

淋病是我国发病率最高的性传播疾病，成人淋病 99%～100% 为性传播，幼女可间接接触感染。淋病菌喜潮湿，怕干燥，在微湿的衣裤、毛巾、被褥中可存活 10～17 h，一般消毒剂或肥皂液均能使其迅速灭活。

（一）评估要点

1. 病因

由淋病奈瑟菌引起，以侵袭生殖、泌尿器官黏膜的柱状上皮及移行上皮为特点。

2. 症状与体征

潜伏期为 3～7 d，分急性淋病和慢性淋病两种。急性淋病最早症状为尿痛、尿频、排尿困难，白带增多呈脓性；外阴红肿、灼热，宫颈感染时可见宫颈充血、水肿及脓性分泌物。急性淋病未治疗或治疗不彻底可转为慢性，临床表现为慢性尿道炎、慢性宫颈炎及输卵管积水。

3. 实验室检查

分泌物涂片检查急性期可见多核白细胞，内外均有革兰阴性双球菌，分泌物培养也可检出淋病菌。

（二）护理要点

1. 护理问题

舒适改变，恐惧。

2. 护理措施

（1）嘱病人急性期卧床休息，严禁性交。

（2）采取消毒隔离措施，嘱病人家属检查淋病菌。病人所接触的物品用 1% 碳酸溶液浸泡，病人的内裤、毛巾等应煮沸消毒 5～10 min，防止交叉感染。

（3）遵医嘱对症处理，治疗 7 d 后复查，以后每月复查 1 次，连续 3 次阴性方能确定为治愈。

（4）做好心理护理，给予关心和安慰，解除病人的思想顾虑。

（三）健康教育

（1）进行性知识教育，提高防病意识，有病要到正规医院治疗，以免延误病情。

（2）注意个人卫生，保持外阴清洁，避免不洁性交。

（3）采取消毒隔离措施，避免交叉感染。

（4）做好心理护理，解除病人心理负担，鼓励病人坚持治疗，直至治愈，不要半途而废。

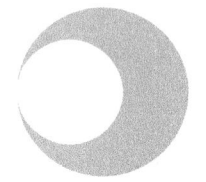

第十二章 人文关怀

关怀可溯源到人类历史的开端。自从有了人类，就有了关怀。人类的发展取决于我们对自己关怀照顾的能力及关怀照顾他人的能力。关怀是一个普遍性的概念，更是护理专业的一个核心概念。从南丁格尔开始，关怀就被深深地植入护理专业中，并随着时代的发展，被认为是护理的核心和精髓，其内涵与外延不断丰富和扩展。现代护理认为关怀是人性最鲜明的特征，并且在专业化方面发挥领导作用。认识护理中人文关怀的概念及重要性对于我们促进关怀具有重要作用。

第一节　护理人文关怀的概念

一、关怀

在《新华词典》中，关怀是指关心，含有帮助、爱护、照顾的意思。在《牛津词典》中，关怀（care，caring）具有不同的词性。作为名词，意思包括：①担心、焦虑；②认真关注，注意；③保护，责任。作为动词，其意为：①关切；②喜欢，怀有情感；③提供照顾；④照顾。作为形容词，表示充满情感的，尤其是对患者或老年人的专业照顾。

二、人文关怀

根据张秀伟、姜安丽的研究，人文关怀（human caring，humanistic caring）是一个哲学范畴的概念。该概念与意大利文艺复兴时期的"人文主义"（humanism）运动及哲学家们探讨的终极关怀（ultimate concern）密切相关。人文主义运动主要倡导人文主义思想：否定神权，提倡人权；扬弃神性，讴歌人性；反对禁欲，呼唤人情。以人为本的内涵是人文关怀的本质属性。概括而言，人文关怀的本质主要体现在以"人自身的生命价值"为本，其特征是具有人文学科的文化知识，具有"人权平等、人格尊重、人性自由、人情博爱"的人文或人道主义思想。终极关怀是指人自始至终地、无条件地、极其虔诚而热情地对代表无限、永恒、自由之物的向往和追求。终极关怀的内容随着时代的发展也发生着相应的变化。在科技迅速发展、人的物质生活不断丰富、破坏了自然生态平衡的情况下，终极关怀转向了人与自然的关系，"人与自然、与弱势人群关系和谐"充满着人道主义内涵的关怀特征。随着社会的进一步发展，人们生活质量不断提高，虽具有了保护自然与动植物的理性意识，但人自身的非理性因素难以控制，人与人之间的冷漠关系仍然存在。于是终极关怀的对象拓展到以"人与人、与社会关系和谐"为本的发展阶段，体现出人们之间具有超越性内涵的人性关怀。因此，无论神灵、人类社会，还是动植物、自然界，人文关怀的目的就是要体现万事万物的相依共生，营造一个充满关爱的整体，并在相互关系中和谐相处，促使人全面完整的发展。

三、护理人文关怀

护理人文关怀（human caring in nursing）是一个复合概念，是哲学与护理学的有机结合。护理中的人文关怀起源于19世纪中叶南丁格尔在护理方面的开创性工作。她开创了护理专业并将护理照护纳入组织系统中。目前，护理界普遍认为关怀在护理上有三层含义。第一层为照顾和帮助，即护理行为。一位护士要护理病人，需要采取适当的护理措施来帮助病人。第二层为关心和关爱，即对病人情感的表达。第三层为小心谨慎，即对自己的行为所承担的一种责任。不同的文化背景和历史时期对关怀有着不同的理解，许多护理学者对关怀概念也有自己不同的解释。Leininger最先提出文化关怀理论，指出关怀是人的一种天性，是人类文明社会形成、生存、发展的基础。同时，Leininger认为护理的本质就是关怀，关怀是护理的核心思想。Watson指出，人文关怀是一种主动关怀人的意愿、意识或责任，并在具体行动中体现出来的价值观和态度；关怀是一种道德观念，只有通过人际互动关系才能有效地实践和体现。Benner和Wrubel认为关怀是人际活动，是护士与病人之间共同努力达到的人际协调，帮助病人提高应对能力的过程。而关怀护理就是护士通过认识病人的独特性，运用各种护理行为帮助他们应对各种压力源，提高应对能力。Roach认为关怀是人类的一种生存方式，并提出关怀的5C理论，即关怀由同情（compassion）、能力（competence）、信心（confidence）、良心（conscience）和义务（commitment）组成。Morse等提出关怀的五个概念，即关怀是人的本质；关怀是一种人际间的互动关系；关怀是一种道德规范，保护、促进及保留人类的尊严；关怀是一种情感的自然表达方式；关怀是一种治疗性干预措施。李小妹等认为，护理关怀是护理人员应用自己的专业和技能，帮助患者恢复或保持健康的一个过程。虽然护理界对关怀没有一个统一的概念，但普遍认为关怀是护理工作的重要组成部分，关怀是护理的中心思想。

现代护理中，人们对人文关怀的认识和界定是非常丰富的。Ray博士概括为：①关怀是人的一种特征；②关怀是道德规则；③关怀是一种效应；④关怀是人际互动；⑤关怀是跨文化现象；⑥关怀是行动；⑦关怀是交流性行动；⑧关怀是干预；⑨关怀是组织文化；⑩关怀是技术；⑪关怀是经济学；⑫关怀是一个复杂、关联性的动态系统；⑬关怀是一门神圣的科学与艺术。

第二节 人文关怀在护理中的重要性

一、人文关怀是患者基本且重要的需求

国外研究报道，患者每天至少有50%的时间是在病房度过的，患者期望从日常护理服务中获得高质量的关怀护理。Halldorsdottir等研究发现，患者认为关怀护理在他们治疗期间是必不可缺少的，护理人员通过关怀护理可以建立一种彼此信任与关爱的护患关系、减轻患者痛苦、恢复健康及促进健康。刘均娥等对20名癌症患者就关怀护理的需要进行研究，结果表明，研究对象认为他们除了需要护理专业知识、技能外，还需要情感的支持及关怀照顾。刘义兰等通过调查住院患者对护理行为关怀性的评价发现，患者认为护理行为中人道主义方面的护理具有最强的关怀性，患者更需要社会心理方面的关怀护理。

对患者的关怀是患者感谢和表扬医护人员的重要依据。笔者查看了医疗机构病区医患沟通本上患者或其家属的留言，留言本上，患者或其家属对医护人员写了大量的表扬信和感谢信，并说明了表扬或感谢的理由及内容。这些内容中，大部分都提到感谢医护人员对患者的关怀。可见，医护人员对患者的关怀是能给患者留下深刻印象、感动患者的重要方面。能给患者提供关怀的医生护士是患者最需要的医护人员，也是让患者对医疗护理服务满意的一个必备且重要的条件。

二、人文关怀是护理伦理要求与法律规定

1. 道德伦理要求

国内及国外医护伦理道德对护理中的人文关怀提出了相关要求。2005年中华人民共和国原卫生部（现为国家卫生和计划生育委员会）颁布的《医务人员医德规范》提出，医务人员要救死扶伤，实行社

会主义的人道主义，尊重患者的性别、职业、地位、财产状况。医护人员应文明礼貌服务，举止端庄，语言文明，态度和蔼，同情关心体贴患者。2005年国际护士会修订的《国际护士伦理守则》明确指出，护士主要对寻求护理的人负责。在提供护理的过程中，护士应促成一个尊重个体的价值观、习俗和信仰的环境。护士要保守个体资料秘密，并对这些信息做出判断。尊重患者是关怀的一个重要体现。中华护理学会2008年颁布的《护士守则》第五条指出，护士应当关心、爱护患者，保护患者的隐私。

2. 法律规定

对患者实施人文关怀是护士必须履行的基本职责。中华人民共和国国务院2008年颁布的《护士条例》明确规定：护士应当尊重、关心、爱护患者，保护患者的隐私。这从法律的高度对护理人员的职责进行了明确规定，要求护理人员认识到自己对患者实施关怀的职责。这意味着，对患者实施人文关怀，不仅仅是评选优秀护士的一条高标准，而且是护理人员每天工作的一个基本要求。如果护士在岗工作期间不去关怀患者，就是失职；如果因未履行这一职责，导致患者的不满意或伤害发生，患者就可能投诉或起诉。

三、人文关怀是保障护士安全、提升护士职业满意度的重要手段

1. 人文关性是保障护士生命健康的需要

当今医疗环境复杂甚至恶劣，伤害医护人员事件时有发生，医护人员健康受到严重威胁。这些事件的发生非常令人痛心，人们对肇事者也极其愤恨，并要求按法律法规进行严惩。追溯这些事件的原因时，发现有些事件跟医护人员完全不相干，医护人员没有任何过错；但肇事方提出医护人员态度不好、冷漠，这也是缺乏对患者理解、尊重和关心的表现。因此，关怀患者可以提高患者的满意度，患者通过各种形式如送锦旗、写表扬信、留言等对护士表示感谢、赞美和表扬，护士因而产生职业价值感，提升对职业的满意度。反之，如果护士对患者不关怀，就可能引起患者的不满，轻者对护士抱怨、投诉，重者呵斥、辱骂、殴打，有些患者或其家属甚至以伤害医护人员性命为目的，实施凶残的暴力行为。因此，护士对患者的关怀，也是对自己生命健康的保护。

2. 人文关怀是提升护士职业满意度的需要

如前所述，可以通过患者对护士的正向评价，提高护士工作的幸福感和成就感，因而提高护士的职业满意度。另外，护理中的人文关怀也包括医疗机构及护理管理者对护士的关怀。医院通过制订人性化的管理制度、提供足够的福利待遇、提供优良的工作环境和发展前景，可以有效提高护士的职业满意度，最终使护士热爱医院、热爱工作，增加医院对护理人员的吸引力，激发护士的工作潜能，这对医院护理工作及整体发展有很大帮助。

四、人文关怀是优质护理服务的重要指征和内涵

1. 人文关怀是优质护理的重要指征

国内外一些学者对患者认为什么是优质护理进行了研究，这些研究得出了较为一致的结果：对患者的关怀是优质护理的一个非常重要的指征。Larrebe等的研究结果提示，优质护理包括护士的称职、关怀、友好的态度、提供及时的护理等；Oermann的研究表明，优质护理的指征包括护士对患者的关心与关怀、称职、教给患者护理知识等；刘义兰等研究发现，对患者态度好、业务精湛、责任感强、关怀患者、对患者进行健康教育、及时提供患者所需要的护理、患者住院期间的良好感觉等是患者认为的优质护理的重要指征。由此可见，患者心目中优质护理的标准，不单纯是护士为患者做了哪些事，更重要的是做事时是否主动、热情、耐心、及时，是否展示出对患者的关怀，是否给患者带来良好的感受。有学者研究了患者对人文关怀的体验与对护理满意度之间的相关性。研究结果表明，二者之间呈正相关，即患者对人文关怀的感受越深，对护理服务的满意度就越高。因此，要提高患者的满意度，必须注重对患者的人文关怀。

2. 人文关怀是优质护理服务的重要内涵

自2010年起，中华人民共和国原卫生部在全国范围内开展优质护理服务示范工程活动。在这项影响中国护理模式、决定中国临床护理走向的巨大改革中，政府部门制定并颁布了相关文件，用以指导

活动的开展，每年度的文件中均提到了人文关怀。中华人民共和国原卫生部2010年1月23日颁布的《2010年"优质护理服务示范工程"活动方案》中，在活动的重点内容第三项明确提出，深化"以病人为中心"的理念，丰富工作内涵。具体措施包括将"以病人为中心"的护理理念和人文关怀融入到对患者的护理服务中，在提供基础护理服务和专业技术服务的同时，加强与患者的沟通交流，为患者提供人性化护理服务。2011年原卫生部又颁布了《2011年推广优质护理服务工作方案》。方案里提到责任护士要全面履行护理职责，为患者提供整体护理服务，协助医师实施诊疗计划，密切观察患者病情，及时与医师沟通，随时与患者交流，对患者开展健康教育等，提供心理护理。临床护理服务应充分体现专科特色，丰富服务内涵，保障患者安全，促进患者康复，倡导人性化服务。《2012年推广优质护理服务工作方案》中提出深化护理模式改革，继续推行责任制整体护理工作模式，为患者提供全面、全程、专业、人性化的护理服务。在门（急）诊、手术室等探索优质护理的实践形式，优化门（急）诊服务流程，推行"一站式服务"，做好对患者的健康教育和指导，为手术患者提供规范的围术期护理，保障患者安全，体现人文关怀。2014年国家卫生和计划生育委员会颁布了《关于开展优质护理服务评价工作的通知》，其中多次提及对护士、对患者的人文关怀；2015年颁布的《深化优质护理，改善护理服务行动计划》，专门提出要"加强人文关怀和护患沟通"。因此，人文关怀是优质护理服务的重要组成部分，也是优质护理服务的重要内涵。如果说没有关怀就没有护理，那么没有关怀就更没有优质护理。在当今形势下，护理管理者和护理工作者要充分意识到人文关怀在护理专业发展中的重要性，并积极践行。

第三节　护理人文关怀模式概述

一、护理人文关怀模式的定义

模式是一组关于概念间关系的语言陈述，以说明各个概念间是如何相互关联的，并初步提出如何应用这些内容进行解释、预测和评价各种行为结果。模式是理论发展的早期，也被认为是理论的雏形。护理人文关怀模式是用一组概念和假设来阐述与护理人文关怀有关的现象，以及护理人文关怀的目标和工作范围，抽象度较低，实践性更强，对护理人文关怀工作的顺利开展起到一定的指引和预测作用。除了前面章节介绍的较为成熟的护理人文关怀理论或模式外，国内外一些学者或管理者发展了各自医院的护理关怀模式。

二、护理人文关怀模式的意义

1. 在临床护理实践中的意义

护理人文关怀模式的形成来源于护理实践，是护理学者或临床护理人员针对护理学本质及护理实践中的现象加以研究，从中发现规律，进而形成模式。发展而来的关怀模式对护理工作中专业性的关怀照护实践有一定的指导作用，如运用护理关怀模式帮助护士分析护理过程中是否从整体人的角度为患者提供照护，存在哪些问题，指导护士采取有效的护理措施，解决护理问题。护理模式产生于护理实践，在临床护理实践中又得到进一步验证、应用和不断发展。

2. 在护理管理中的意义

护理人文关怀的实践不能仅依靠护理人员自发的意识和行为，需要护理管理者通过一定的策略和手段，构建基于各医疗机构特点的人文关怀护理模式并在全院范围内实施，使全体护理人员从理念上得到统一，达成共识；从方法上得到指引，成为各自行动的方向和指南，因而能起到统领作用。模式的制订与实施也是医院护理核心文化的体现，因而对医院护理品牌的凝练和树立能起到积极的作用。

参考文献

［1］李正姐，吴学华. 护理心理学［M］. 北京：中国中医药出版社，2018.
［2］吴惠平，付方雪. 现代临床护理常规［M］. 北京：人民卫生出版社，2018.
［3］官春燕，刘义兰. 患者人文关怀满意度的研究现状［J］. 护理学杂志，2015，22：043.
［4］胡昌俊. 临床医学与护理概论［M］. 昆明：云南科技出版社，2018.
［5］徐国辉. 社区护理［M］. 北京：科学出版社，2018.
［6］陈荣秀，孙玫，刘亚平. 护理管理［M］. 北京：人民卫生出版社，2018.
［7］陈长香. 综合临床护理技术操作规程［M］. 北京：北京大学医学出版社，2018.
［8］肖菲，刘义兰，王礼桂，等. 构建护理人员人文关怀传递链的研究［J］. 护理研究，2015，8：009.
［9］钟华荪，李柳英. 静脉输液治疗护理学［M］. 北京：人民卫生出版社，2015.
［10］丁炎明. 静脉治疗护士手册［M］. 北京：人民卫生出版社，2015.
［11］中华人民共和国国家卫生和计划生有委员会. 静脉治疗护理技术操作规范［M］. 北京：中国科学技术大学出版社，2015.
［12］向晶，马志芳. 血液透析专科护理操作指南［M］. 北京：人民卫生出版社，2014.
［13］徐波. 肿瘤护理学［M］. 北京：人民卫生出版社，2014.
［14］李乐之，路潜. 外科护理学［M］. 北京：人民卫生出版社，2014.
［15］吴孟超，吴在德，吴肇汉，等. 外科学［M］. 北京：人民卫生出版社，2014.
［16］孟共林，李兵，金立军. 内科护理学［M］. 北京：北京大学医学出版社，2016.
［17］陆一春，刘海燕. 内科护理学［M］. 北京：科学出版社，2016.
［18］王骏，万晓燕，许燕玲. 内科护理学［M］. 大连：大连理工大学出版社，2016.
［19］游桂英，方进博. 心血管内科护理手册［M］. 北京：科学出版社，2015.
［20］赵爱萍，吴冬洁，张凤芹. 心内科临床护理［M］. 北京：军事医学科学出版社，2015.
［21］翁素贞，叶志霞，皮红英. 外科护理［M］. 上海：复旦大学出版社，2016.
［22］刘梦清，余尚昆. 外科护理学［M］. 北京：科学出版社，2016.
［23］徐燕，周兰妹. 现代护理学［M］. 北京：人民军医出版社，2015.